Schlafcoaching

Markus Dworak · Alisia Steiner

Schlafcoaching

Praxisnahe Strategien für einen erholsamen Schlaf

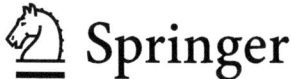 Springer

Dr. Markus Dworak Ph.D.
Düsseldorf, Nordrhein-Westfalen
Deutschland

Alisia Steiner
Freiburg, Baden-Württemberg
Deutschland

ISBN 978-3-662-70385-4   ISBN 978-3-662-70386-1   (eBook)
https://doi.org/10.1007/978-3-662-70386-1

Die Deutsche Nationalbibliothek verzeichnet diese Publikation in der Deutschen Nationalbibliografie; detaillierte bibliografische Daten sind im Internet über https://portal.dnb.de abrufbar.

Einbandabbildung: © Dean Drobot/Shutterstock

Planung/Lektorat: Ken Kissinger
Springer ist ein Imprint der eingetragenen Gesellschaft Springer-Verlag GmbH, DE und ist ein Teil von Springer Nature.
Die Anschrift der Gesellschaft ist: Heidelberger Platz 3, 14197 Berlin, Germany

Wenn Sie dieses Produkt entsorgen, geben Sie das Papier bitte zum Recycling.

Gemäß dem Motto:

Betrachte den Schlaf als deinen Freund, nicht als deinen Feind.
Wir wünschen Ihnen viel Spaß beim Lesen!

Vorwort

Liebe Leserinnen, liebe Leser,

seit 20 Jahren befassen wir uns nun mit der wundersamen Welt des Schlafes. Es mag auf den ersten Blick nahezu langweilig, wenn nicht sogar einschläfernd erscheinen, sich mit diesem Thema zu befassen. Ein ruhender Körper, der nahezu abgeschirmt von der Umwelt ist. Wir können Ihnen aber bereits vor dem Lesen dieses Buches versichern, dass der Schlaf ein faszinierendes Stadium ist, welches einen enormen Einfluss auf unsere Gesundheit und Leistungsfähigkeit hat.

Von außen wenig beeindruckend, laufen dennoch in unserem Organismus zahlreiche aufeinander abgestimmte Prozesse ab, die neben der Erholung unseres Körpers und unseres Geistes auch für unser Immunsystem, unsere Stimmung, unsere Schönheit und langfristige Gesundheit von großer Bedeutung sind.

Leider haben viele von uns den gesunden Schlaf verlernt. Schlafprobleme werden bei Erwachsenen, Kindern und Jugendlichen immer häufiger. 30–40 % der Bevölkerung haben Schlafprobleme. Der Bedarf an Lösungen für einen gesunden und erholsamen Schlaf ist schon lange vorhanden und steigt stetig weiter an.

Hier kommen wir zum Schlafcoaching!

Ein Schlafcoaching kombiniert wissenschaftliche Erkenntnisse über den Schlaf mit individuellen Beratungsstrategien, um Menschen zu helfen, ihre Schlafgewohnheiten zu verbessern und Schlafstörungen zu überwinden. Da der Schlaf von vielen Faktoren, wie z. B. dem individuellen Stresspensum, der Ernährung, dem Bewegungsverhalten, sowie weiteren sozialen und physiologischen Komponenten abhängig ist, sollten diese auch im Rahmen eines ganzheitlichen Schlafcoachings beachtet werden.

In diesem Buch erläutern wir zunächst die Grundlagen des Schlafs sowie mögliche Einflussfaktoren und gehen anschließend konkret auf den Aufbau und die Durchführung eines Schlafcoachings ein. Anhand von praktischen Tipps und vielen Fallbeispielen geben wir Hinweise für die praktische Umsetzung eines Schlafcoachings im Alltag, um betroffenen Personengruppen effektiv und zielgerichtet helfen zu können.

Dr Markus Dworak
Alisia Steiner

Inhaltsverzeichnis

1

Warum unser Schlaf so wichtig ist

Unser Schlaf nimmt ein Drittel unserer Lebenszeit ein und das aus gutem Grund!

Trotz der vielen neuen Erkenntnisse in der Schlafforschung bleibt der Schlaf ein faszinierendes Phänomen in der Welt der Biologie. Von einfachen Einzellern bis hin zu komplexen Säugetieren, einschließlich des Homo sapiens, spielt der Schlaf eine bedeutende Rolle im Leben der meisten Organismen. Die evolutionäre Entwicklung des Schlafs erstreckt sich über Milliarden von Jahren und spiegelt die Anpassungsfähigkeit der Organismen an ihre Umwelt wider. Bereits bei primitiven Organismen wie Einzellern wurden Perioden der Ruhe und Inaktivität beobachtet, die als Vorläufer des Schlafes angesehen werden können. Mit dem Aufkommen mehrzelliger Organismen entwickelten sich differenziertere Schlafmuster, die eng mit den Lebensstilen und ökologischen Anforderungen der jeweiligen Spezies verknüpft waren. Im Tierreich erfüllt der Schlaf verschiedene Funktionen, die von der Konsolidierung des Gedächtnisses bis zur Regulation des Stoffwechsels reichen.

Der Schlaf ist also ein zentraler Bestandteil unseres Lebens.

In den letzten 50 Jahren haben wir mehr über den Schlaf verstanden als in den 5000 Jahren davor. In dieser kurzen Zeit hat die Wissenschaft entdeckt, dass der Schlaf ein dynamisches Verhalten ist, welches durch komplizierte und präzise arbeitende Mechanismen in unserem Gehirn kontrolliert wird und zentrale Auswirkungen auf vielfältige Prozesse in unserem Körper ausübt, wie zum Beispiel unser Immunsystem, unser Gedächtnis, unsere Schönheit und unser Körpergewicht. Der Schlaf hat demnach multiple Funktionen, die allesamt elementar für die Aufrechterhaltung unserer Gesundheit und unseres Wohlbefindens sind.

M. Dworak und A. Steiner, *Schlafcoaching*, https://doi.org/10.1007/978-3-662-70386-1_1

IN KÜRZE: FUNKTIONEN DES SCHLAFS

- *Regeneration von Körper und Geist*
- *Aufrechterhaltung der Leistungsfähigkeit*
- *Funktionsweise des Immunsystems*
- *Regulation des Stoffwechsels*
- *Gedächtnisbildung*
- *Schönheit und Wohlbefinden*
- *Gesundheit und Lebensdauer*

Doch die Wichtigkeit des Schlafes erschließt sich uns meist nicht, wenn wir gut und ausreichend schlafen, sondern vor allem dann, wenn unser Schlaf zu kurz oder gar gestört ist. Akute und chronische Schlafstörungen sind mittlerweile sehr häufig in unserer Gesellschaft anzutreffen und meist die Ursache von Stress, einer ungesunden Lebensweise oder mangelnden Routinen. Die negativen Konsequenzen von schlechtem Schlaf können schon nach einer Nacht auftreten und unseren Körper aus dem Gleichgewicht bringen. Hierzu zählen bereits eine reduzierte körperliche und geistige Leistungsfähigkeit, ein verändertes Essverhalten und Sättigungsgefühl, ein veränderter Glukose- und Insulinstoffwechsel sowie ein höheres Erkrankungs- und Verletzungsrisiko. Meist kann dies durch eine Schlafkompensation in Folgenächten gut ohne gesundheitliche Konsequenzen toleriert werden. Hält das gestörte Schlafverhalten allerdings über einen längeren Zeitraum an, können ernsthafte gesundheitliche Probleme auftreten. Hierzu zählen u. a. ein höheres Risiko für Übergewicht und Adipositas, ein steigendes Risiko für Herz-Kreislauf-Erkrankungen (negativer Einfluss auf das kardiovaskuläre System), signifikante Veränderungen im Stoffwechsel einhergehend mit einem erhöhten Risiko für Diabetes Typ 2 und Bluthochdruck sowie einem höheren Schlaganfallrisiko und einer geringeren Lebenserwartung (siehe Abb. 1.1).*

Um ein besseres Verständnis über die Besonderheiten der physiologischen Vorgänge im Schlaf zu bekommen, ist die Kenntnis über die unterschiedlichen Abläufe im Organismus während der einzelnen Schlafphasen wichtig. Die Messung des Schlafs spielt daher bei der Diagnose und Bewertung eines gesunden oder krankhaften Schlafverhaltens eine zentrale Rolle.

1.1   Messung des Schlafes

Um feststellen zu können, ob eine Person schläft und in welchem Schlafstadium sie sich befindet, bedarf es der Erfassung mehrerer physiologischer Parameter. Da der Schlaf primär durch eine Veränderung unserer Nervenaktivität

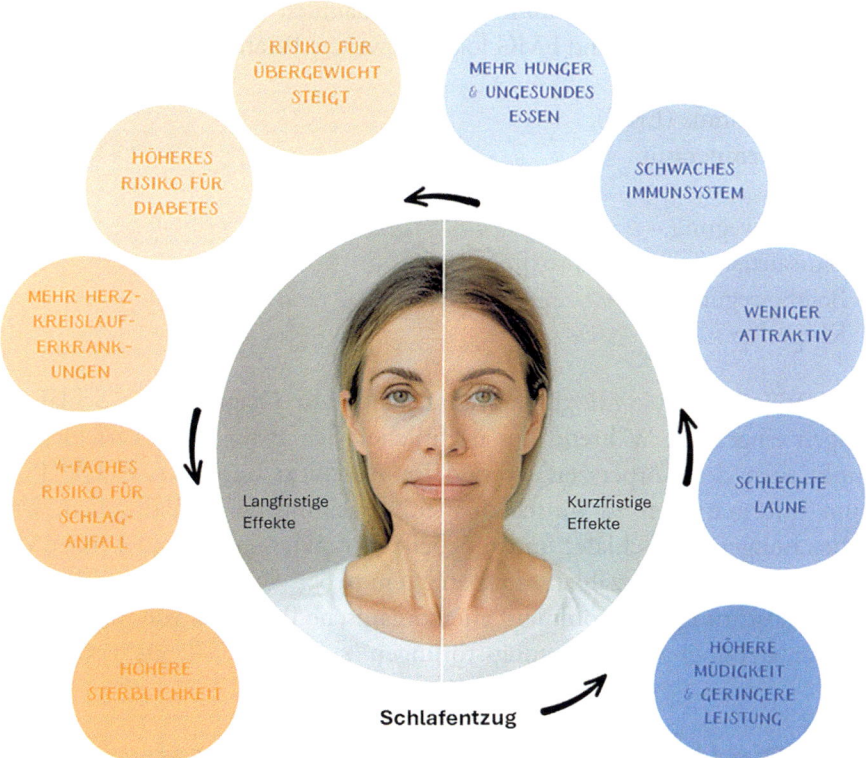

Abb. 1.1 Schematische Darstellung der negativen Konsequenzen von akutem und chronischem Schlafmangel

(neuronale Aktivität) bedingt ist, ist ein wesentlicher Messparameter die Elektroenzephalografie (EEG), welche einen Rückschluss auf die elektrische Aktivität des Gehirns und damit die Aktivitätsmuster der Nervenzellen zulässt. Für eine saubere Ableitung des EEGs werden in der Regel zwischen 6–19 Elektroden auf der Kopfhaut der zu untersuchenden Person befestigt. Das erfasste Signal lässt dann einen Rückschluss auf die elektrische Aktivität in der Großhirnrinde (Kortex) zu und zeigt je nach Wach- bzw. Schlafzustand unterschiedliche Aktivitätsmuster (siehe Abb. 1.1).

Zusätzlich werden zur genaueren Abgrenzung der REM-Stadien, die neben einer höherfrequenten Hirnaktivität auch mit spontanen Augenbewegungen und einer Muskelatonie verbunden sind, auch die Muskelaktivität mittels Elektromyografie (EMG) und die Augenbewegungen mittels (Elektro-Okkulografie, EOG) erfasst. Durch diese 3 Parameter allein lässt sich sehr konkret bestimmen, in welchem Schlafstadium sich eine Person befindet.

Zusätzlich können im Rahmen der sogenannten Polysomnografie (PSG) neben dem EEG, EOG und EMG folgende weitere Parameter erhoben werden:

- Herzrhythmus (EKG),
- Körpertemperatur,
- Atemfluss,
- Atembewegung,
- Blutsauerstoffgehalt (Pulsoximetrie),
- Beinbewegung,
- Körperlage.

Die stationäre Polysomnographie wird häufig zur Diagnose von Schlafstörungen eingesetzt. Während des nächtlichen Schlafes werden verschiedene Funktionen des Körpers erfasst und im Anschluss ausgewertet. Die PSG kann Informationen zu Einschlafdauer, Verteilung der Schlafstadien, Unterbrechungen des Schlafes und möglichen krankhaften Veränderungen des Schlafes liefern. Dazu zählen unter anderem neben den klassischen Ein- und Durschlafstörungen (Insomnien) auch organische Probleme wie Atemaussetzer (Schlafapnoe) oder Bewegungsstörungen (z. B. Restless-Legs-Syndrom).

1.2 Die Unterscheidung der Schlafphasen

Schaut man sich auf dem Monitor die Aufzeichnung eines EEG an, so stellt man sich verändernde Wellenbewegungen fest, welche der elektrischen Aktivität im Gehirn bzw. den neuronalen Aktivitätsschwankungen in der Großhirnrinde (Kortex) zuzuschreiben ist.

Schlaf- und Wachzustand unterscheiden sich primär durch eine Veränderung der neuronalen Aktivitätsmuster. Die im EEG gemessene Hirnaktivität basiert auf Veränderungen der Aktivität von Nervenzellen im Hirnstamm. Vor allem die Hirnregionen des Hypothalamus, des basalen Vorderhirns und der im Hirnstamm gelegenen Brücke kontrollieren den Wachzustand, sowie den REM- und Non-REM-Schlaf. Damit einhergehend sind Veränderungen im EEG, in der Aktivität von Neurotransmittern sowie der geistigen Aktivität.

Basierend auf den elektrischen Aktivitätssignalen, die das EEG ableitet, können folgende Schlafstadien charakterisiert werden Abb. (1.2):

1.2.1 Wachzustand

Im Wachzustand ist unser Körper im Leistungsmodus. Unsere Herzfrequenz, Blutdruck, Atmung und Muskelspannung sind erhöht. Auch unser

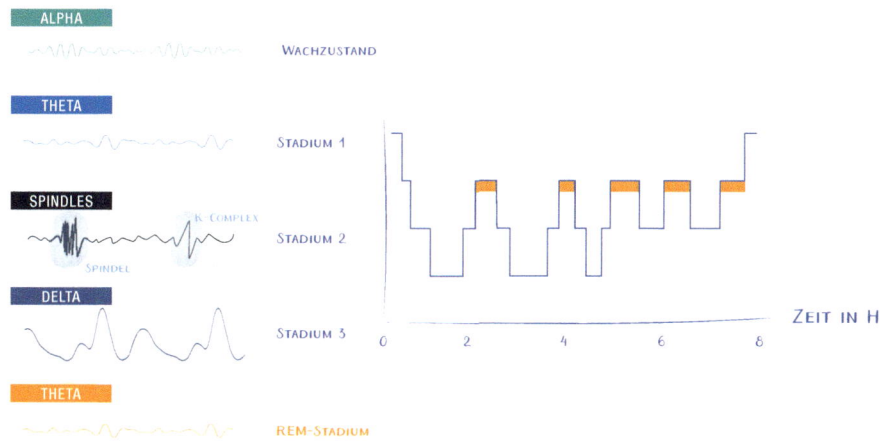

Abb. 1.2 Schlafprofil (auch „Hypnogramm" genannt) ist in der Schlafforschung und Schlafmedizin eine grafische Darstellung der im Verlauf des Schlafes erreichten Schlafstadien

Stoffwechsel läuft auf Hochtouren. Aber nicht nur unsere Muskeln verbrauchen Energie. Gerade in Bezug auf den Schlaf-Wach-Zustand spielt der Stoffwechsel unseres Gehirns eine zentrale Rolle. Während des Wachzustands kommunizieren unsere Nervenzellen und zeigen eine hohe Aktivität. Im EEG wird dies vor allem durch eine hochfrequente Frequenz mit niedriger Amplitude dargestellt (Alpha-Wellen: 8–13 Hz). Diese Nervenaktivität verbraucht viel Energie. Obwohl unser Gehirn nur etwa 2 % der Gesamtkörpermasse einnimmt, verbraucht es im Durchschnitt ca. 20 % der Gesamtenergie im Körper. Unser Gehirn ist also ein hochenergetisches Organ. Die neuronale Aktivität in unserem Gehirn ist sehr eng mit unserem Hirnstoffwechsel verbunden. Das sogenannte Feuern der Nervenzellen und die Wiederherstellung von Konzentrationsgradienten in den Zellen verbrauchen Energie in Form von Adenosintriphosphat (ATP). ATP ist sozusagen die zentrale Energiewährung in unseren Zellen und liefert schnelle Energie. Dabei gibt ATP, welches 3 Phosphatmoleküle hat, ein oder mehrere Phosphatgruppen ab. Adenosintriphosphat (Tri = 3 Phosphatgruppen) wird dann zu Adenosindiphosphat (ADP, Di = 2 Phosphatgruppen) oder Adenosinmonophosphat (AMP, Mono = 1 Phosphatgruppe) sowie letztendlich zu dem

Nukleotid Adenosin. Während des Wachzustands wird permanent Energie für die Aufrechterhaltung unserer Nervenaktivität benötigt. Denken, Lesen, Hören, Sehen, Bewegen – das alles kostet uns Energie. Die Energiespeicher leeren sich somit fortlaufend. Je höher der ATP-Verbrauch ist, desto höher ist auch die Konzentration von Adenosin. Adenosin ist ein zentrales Molekül in der Schlafregulation und der Steuerung des Tiefschlafs (Porkka-Heiskanen et al. 1997). Bindet Adenosin außerhalb der Zellen (extrazellulär) an spezifische Adenosinrezeptoren, wird die Freisetzung erregender Botenstoffe (Neurotransmitter) wie z. B. Acetylcholin, Noradrenalin oder Glutamat gehemmt sowie die Reizweiterleitung reduziert. Dadurch wird die Nervenaktivität langsam gehemmt und der Schlaf induziert (Benington JH und Heller 1995; Basheer et al. 2004).

Besonderheiten der Wachphase

- Wahrnehmung: Aktive Aufnahme und Verarbeitung von Sinneseindrücken aus der Umgebung.
- Kognitive Funktionen: Aktives Denken, Problemlösen, Planen und Erinnern.
- Körperliche Aktivität: Regulierung von Bewegungen, Haltung und Reaktionen auf äußere Reize.
- Aufmerksamkeit und Konzentration: Fokussierung auf spezifische Aufgaben oder Informationen.
- Hoher Energieverbrauch: Muskelaktivität und Gehirn verbrauchen viel Energie und die Energiespeicher leeren sich im Laufe des Tages.

1.2.2 Einschlafphase (Stadium N1)

Der Schlaf beginnt mit der Einschlafphase, die nur wenige Minuten dauert. Dieses Stadium macht etwa 5 % des Gesamtschlafs aus. In dieser Phase befindet man sich zwischen dem Wachsein und dem eigentlichen Schlaf und der Schlaf ist noch sehr oberflächlich. Die Muskulatur zeigt noch eine gewisse Anspannung und die Atmung wird flacher. Es können auch leichte Muskelzuckungen auftreten. Dieser Übergang bereitet den Körper auf den Schlaf vor. Häufig können auch langsame, rollende Augenbewegungen beim Schlafenden festgestellt werden. Die im EEG messbare Gehirnaktivität wechselt von den sogenannten Alpha-Wellen der Wachphase zu den langsameren Theta-Wellen (4–8 Hz).

Besonderheiten Stadium N1

- Verminderte Muskelaktivität: Die Muskeln entspannen sich und die Muskelspannung nimmt ab.
- Hypnagoge Halluzinationen: Das Auftreten lebhafter Bilder, Geräusche oder Gefühle, die wie Träume wirken, aber vor dem eigentlichen Schlaf auftreten.
- Hypnic-Jerks (Einschlafzuckungen): Plötzliche, unkontrollierte Muskelkontraktionen, die oft das Gefühl des Fallens verursachen.
- Verlangsamung der Gehirnwellen: Der Übergang von Alpha-Wellen (im Wachzustand) zu Theta-Wellen (im leichten Schlaf) im EEG.
- Veränderung der Atmung und Herzfrequenz: Die Atmung wird regelmäßiger und langsamer, ebenso wie die Herzfrequenz.

1.2.3 Leichtschlaf (Stadium N2)

Die Leichtschlafphase macht ungefähr 50 % des gesamten Schlafzyklus aus. Der Schlaf wird tiefer, aber es ist noch relativ einfach, jemanden aufzuwecken. In diesem Stadium entspannen sich die Muskeln, die Glieder werden schwer, Puls und Atmung sind gleichmäßig und die Körpertemperatur sinkt. Es sind keine Augenbewegungen mehr nachweisbar. Im EEG sind neben den Theta-Wellen weitere Gehirnströme zu erkennen, die als Schlafspindeln und K-Komplexe bezeichnet werden. **K-Komplexe** sind auffällige Muster im EEG, die während des Stadiums N2 auftreten. Sie sind durch eine plötzliche große Welle charakterisiert, die eine kurze Abnahme (Negativität) gefolgt von einer langsamen Zunahme (Positivität) in der EEG-Aktivität zeigt. Diese Wellen haben eine hohe Amplitude und eine Dauer von etwa 0,5 s. K-Komplexe werden oft durch äußere Reize wie Geräusche oder Berührungen ausgelöst, können aber auch spontan auftreten. Sie gelten als Marker für eine Reaktion des Gehirns auf sensorische Reize und sind möglicherweise ein Mechanismus, um den Schlaf trotz solcher Reize aufrechtzuerhalten. Darüber hinaus spielen K-Komplexe eine Rolle bei der Konsolidierung von Gedächtnisinhalten und der Verarbeitung von Informationen (Ngo et al. 2019; Leach et al. 2024). Sie sind somit wichtige Elemente für die Regulierung und den Schutz des Schlafs sowie für die Erhaltung der Schlafkontinuität.

Schlafspindeln dagegen sind kurze rhythmische Ausbrüche von Gehirnaktivität. Sie erscheinen im EEG als schnelle Wellen mit einer Frequenz von etwa 12 bis 16 Hz und dauern typischerweise zwischen 0,5 und 2 s. Schlafspindeln sind ein Indikator für den Übergang in tiefere Schlafstadien und spielen eine wichtige Rolle bei der Schlafstabilisierung, indem sie das Gehirn vor äußeren Störungen schützen. Darüber hinaus sind sie an der Konsolidierung von Gedächtnisinhalten beteiligt, indem sie die Kommunikation zwischen dem Thalamus und dem Kortex fördern. Studien haben gezeigt, dass eine höhere Dichte an Schlafspindeln mit besserer Gedächtnisleistung und kognitiven Funktionen verbunden ist (Cowan et al. 2020).

In der Leichtschlafphase kann es zudem auch zum Schlafwandeln oder Zähneknirschen kommen.

Besonderheiten Stadium N2

- Schlafspindeln: Kurze hochfrequente Wellen, die in den EEG-Aufzeichnungen erscheinen und die Hirnaktivität stabilisieren.
- K-Komplexe: Einzelne große Wellenformen, die als Reaktion auf äußere Reize auftreten und den Schlaf vor Unterbrechungen schützen.
- Herzfrequenz und Körpertemperatur: Beide sinken ab, während sich der Körper weiter entspannt.
- Abnahme der Muskelaktivität: Die Muskelspannung nimmt weiter ab, bereitet den Körper auf den tieferen Schlaf vor.
- Verminderte Bewusstheit: Das Bewusstsein der Umgebung nimmt ab, der Schlaf wird tiefer als im vorherigen Stadium 1.

1.2.4 Tiefschlafphase (Stadium N3)

Die Tiefschlafphasen machen nur 10–20 % des gesamten Nachtschlafs aus, sind aber äußerst wichtig für die Regeneration. Herzfrequenz, Atemfrequenz und Muskelspannung reduzieren sich weiter und die Hirnaktivität zeigt im EEG langsame Delta-Wellen (0,5–4,0 Hz). Die tiefschlafspezifischen Delta-Wellen spiegeln die synchronen Entladungsmuster der Nervenzellen wider, die durch längere Pausen gekennzeichnet sind. In Fachkreisen wird der Tiefschlaf auch aufgrund seiner charakteristischen Hirnaktivität als „slow-wave sleep" (SWS) bezeichnet. In dieser Phase ist der Energieverbrauch der Nervenzellen deutlich reduziert und die Energiespeicher können gefüllt werden. Auf metabolischer Ebene wird das „Schlafmolekül" Adenosin, welches nach langen Wachperioden aufgrund eines fortlaufenden Energieabbaus erhöht ist, wieder zu ATP aufgebaut (Dworak et al. 2010). Sobald die Energiespeicher ausreichend gefüllt sind, werden diverse Proteinkinasen aktiviert, die anabole Prozesse während des Schlafs fördern, wie z. B. den Aufbau von Proteinen, Zellen etc. Auch Wachstumshormone werden während dieser Phase ausgeschüttet und der Zellaufbau läuft auf Hochtouren. Demnach ist der Tiefschlaf als wichtigste Phase für die körperliche und mentale Regeneration anzusehen. Dies wird auch durch zahlreiche Studien gestützt, die gezeigt haben, dass der Tiefschlaf mit der Dauer und Intensität der vorangegangenen Wachperiode korreliert. Wurde am Vortag z. B. intensiver Sport getrieben, ist der Tiefschlafanteil in der folgenden Schlafperiode erhöht (Dworak et al. 2007).

Im Allgemeinen ist der Tiefschlaf schwerer zu unterbrechen, und es ist in dieser Phase besonders schwierig, aufzuwachen. Werden wir dennoch aus dem Tiefschlaf geweckt, verspüren wir häufig noch eine intensive Müdigkeit und ein „Hangover"-Gefühl.

Gerade im Schlafcoaching ist dieses Verständnis wichtig, um potenziellen Klienten mit passenden Strategien und Handlungsempfehlungen eine ausreichend lange und intensive Tiefschlafperiode zu ermöglichen.

Besonderheiten Stadium N3

- Körperliche Erholung: Zellen reparieren sich, das Immunsystem wird gestärkt und Muskulatur aufgebaut.
- Hormonelle Veränderungen: Wachstumshormone werden freigesetzt und der Stoffwechsel wird reguliert.
- Gehirnaktivität: Die neuronale Aktivität ist reduziert und die Delta-Aktivität dominiert das EEG. Im Tiefschlaf läuft zudem die Konsolidierung von Gedächtnisinhalten ab.
- Regulierung der Körperfunktionen: Eine weitere Senkung der Herzfrequenz und des Blutdrucks sowie eine Vertiefung der Atmung werden beobachtet.
- Wiederherstellung der Energiespeicher: Im Tiefschlaf füllen sich die Energiespeicher in Muskulatur und Gehirn und die Adenosinlevel sinken.

1.2.5 REM-Stadium

In dieser Schlafphase bewegen sich die Augen unter den Lidern schnell hin und her, was auch von außen gut erkennbar ist. Die Muskelaktivität ist stark vermindert. Allerdings können einige Muskeln unwillkürlich zucken. Die Atemfrequenz und Tiefe der Atemzüge sind erhöht. Im EEG sind niedrigfrequente Theta-Wellen und auch Alpha- und Beta-Wellen mit höherer Frequenz erkennbar. In dieser Phase treten die intensivsten Träume auf, an deren Inhalt man sich beim Aufwachen auch am häufigsten erinnern kann.

Der REM-Schlaf ist die Phase, in der Träume auftreten. Hier ist die Aktivität des Gehirns besonders hoch, vergleichbar mit der Aktivität im Wachzustand. In dieser Phase sind die Augen in schnellen, unregelmäßigen Bewegungen („rapid eye movements") unterwegs. Der REM-Schlaf ist entscheidend für die kognitive Funktion und das emotionale Gleichgewicht. Während dieser Phase finden auch die Konsolidierung von Erinnerungen sowie die Verarbeitung von Emotionen und die Entwicklung und Weiterentwicklung unseres Gehirns statt (Klinzing et al., 2019; Rho et al. 2023). Dies wird auch durch die Beobachtung gestützt, dass gerade in Phasen einer intensiven Gehirnentwicklung, wie z. B. im Kindesalter, der REM-Schlafanteil deutlich erhöht ist.

Besonderheiten REM-Stadium

- Schnelle Augenbewegungen: Charakteristisch für diese Schlafphase sind schnelle und unregelmäßige Bewegungen der Augen unter den geschlossenen Lidern.
- Intensive Traumaktivität: Die meisten lebhaften Träume entstehen während des REM-Schlafs, da das Gehirn in dieser Phase besonders aktiv ist.
- Muskelatonie: Es kommt zu einer fast vollständigen Entspannung der Muskulatur, was als Schutzmechanismus dient, um das Ausführen von Trauminhalten zu verhindern.
- Erhöhte Gehirnaktivität: Die Gehirnwellen während des REM-Schlafs ähneln denen des Wachzustands, was auf eine intensive neuronale Aktivität hinweist.
- Regulation von Emotionen und Gedächtnis: Der REM-Schlaf spielt eine wichtige Rolle bei der Verarbeitung von Emotionen und der Konsolidierung von Gedächtnisinhalten.

1.3 Schlafzyklen

Im Schlaf durchlaufen wir alle zuvor genannten Schlafphasen, diese allerdings meist in einer spezifischen Reihenfolge. Die Abfolge der einzelnen Schlafstadien während des Schlafs, beginnend mit einer Einschlafphase, worauf Leichtschlafphase, Tiefschlafphase und REM-Phase folgen, werden auch als Schlafzyklus bezeichnet. Die Dauer eines Schlafzyklus variiert und hat eine Dauer von ca. 90 bis 110 min. Beim gesunden Menschen kommt es in der Nacht zu 4 bis 7 Schlafzyklen. Der Schlafzyklus wiederholt sich in der Regel mehrmals während einer Nacht, und jeder Zyklus besteht aus verschiedenen Phasen, die jeweils unterschiedliche Funktionen erfüllen (siehe Abb. 1.3).

Die Verteilung der einzelnen Schlafstadien innerhalb eines Schlafzyklus verändert sich im Laufe einer Nacht. Der Tiefschlafanteil ist zu Beginn der Schlafperiode dominant. Ausgeprägte Tiefschlafphasen finden sich vor allem im 1. und 2. Schlafzyklus. Mit zunehmendem Schlafverlauf reduziert sich der Anteil des homöostatisch regulierten Tiefschlafanteils und es treten die ersten REM-Episoden auf, die mit weiterem Nachtverlauf dominanter werden. Zum Ende der Nacht bestehen die Schlafzyklen primär aus Leichtschlaf und REM-Phasen (siehe Abb. 1.4).

Man hört häufig die Empfehlung, die Aufwachzeiten so zu timen, dass man immer nur nach einem vollständig abgelaufenen Schlafzyklus geweckt werden sollte, da man sonst aus dem Tiefschlaf gerissen werden könnte und einen Hangover-Effekt zu befürchten hat.

Diese Empfehlung sollte man differenzierter betrachten: Bedenken wir, dass der Tiefschlafanteil primär im 1. Nachtdrittel abläuft und im weiteren Verlauf der Nacht REM- und Leichtschlafphasen dominieren, so ist die Wahrscheinlichkeit, bei einer Schlafdauer von über 6 h während einer Tiefschlafphase zu erwachen, sehr gering. Gerade wenn Personen sich an die empfohlenen 7–8 h Schlaf pro Nacht halten, sollte nicht zu viel Aufmerksamkeit dem genauen Timing des Erwachens gewidmet werden. Eine Betrachtung der Schlafdauer, der Schlafqualität und der Wachheit am Tag (Tagesvigilanz) sollte im Schlafcoaching im Vordergrund stehen.

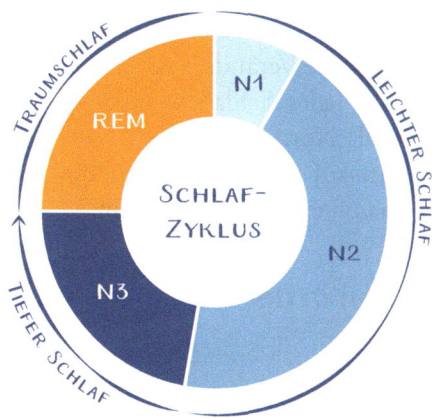

Abb. 1.3 Darstellung der Abfolge der Schlafphasen innerhalb eines Schlafzyklus

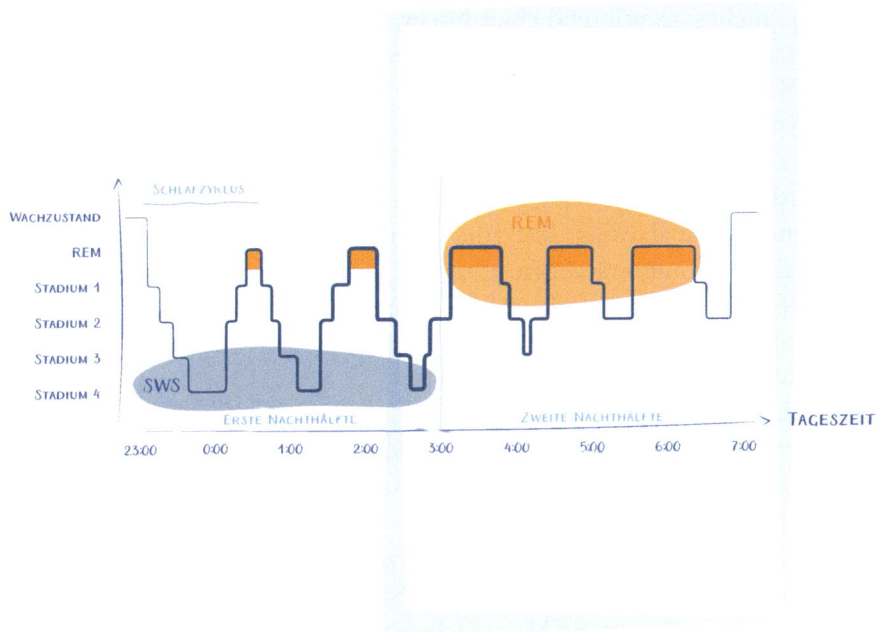

Abb. 1.4 Darstellung eines typischen Verlaufs der Schlafzyklen

1.4   Die Entwicklung des Schlafes im Lebensverlauf

Unser Schlafbedarf und auch unser Schlafverhalten verändern sich im Laufe unseres Lebens und in Abhängigkeit von internen und äußeren Einflussfaktoren. Die Kenntnisse über die Veränderung des Schlafverhaltens im Lebensverlauf sind essenziell für jedes Schlafcoaching, da gewisse schlafbezogene Verhalten je nach Alter als Norm oder Abnormalität definiert werden können. Gehen wir zunächst auf die Veränderung des Schlafverhaltens in den verschiedenen Lebensphasen eines Menschen ein.

1.4.1 Schlafverhalten in der Säuglings- und Kleinkindphase

Schon vor der Geburt kann man das Schlafverhalten von Ungeborenen feststellen. Diese verbringen die meiste Zeit im REM-Schlaf, welcher die zentrale Rolle in der Entwicklung des Gehirns einnimmt. In den ersten Lebensmonaten ist der Schlaf durch viele kurze Schlafperioden gekennzeichnet die mit einer hohen Arousalhäufigkeit (Aufwachhäufigkeit) einhergehen. Die Schlafarchitektur weist eine hohe Rate an REM-Schlaf auf, der mit der Entwicklung des zentralen Nervensystems und der emotionalen Gedächtnisbildung und Entwicklung verbunden ist. Säuglinge und Kleinkinder benötigen ausgedehnte Schlafperioden, die für das Wachstum, die neuronale Entwicklung und die Konsolidierung von Lernprozessen entscheidend sind.

Säuglinge und Kleinkinder sollten im Durchschnitt 14 h (11–16 h) pro Tag schlafen.

Besonderheiten Babyschlaf

- Kein fester Rhythmus
- Polyphasischer Schlaf
- Kurze Schlafzyklen
- Hohe Arousalhäufigkeit

Coachingtipps

- Häufiges Erwachen ist „normal"
- Nicht direkt „Hochnehmen und Stillen"
- Selbst beruhigen lassen

1.4.2 Schlafverhalten in der Kindheit und Adoleszenz

Während der Kindheit und Adoleszenz stabilisiert sich das Schlafverhalten, wobei der Gesamtschlafbedarf und somit auch die Gesamtschlafdauer allmählich abnehmen. Im Kindergartenalter kommt es zu einer weiteren Stabilisierung des Schlaf-Wach-Rhythmus und einer Konsolidierung des Schlafes auf eine Nachtschlafperiode. Für Eltern ist es in dieser Phase wichtig zu verstehen, dass der Mittagsschlaf ab einem gewissen Zeitpunkt verkürzt oder ausgesetzt werden sollte, da sonst die Kinder aufgrund mangelnden Schlafdrucks schwierig am Abend in den Nachtschlaf finden. Auch der Aufbau des Schlafs ändert sich mit zunehmendem Alter. Die Dominanz der REM-Perioden geht etwas zurück, und der Tiefschlafanteil nimmt prozentual zu. Das kindliche Gehirn befindet sich immer noch in einer rasanten Entwicklung und gelegentliche Störungen des Schlafverhaltens treten auf. Im Alter von 3–5 Jahren treten folgende unerwünschten Verhaltensweisen beim Schlafen (Parasomnien) gelegentlich auf:

1.4.2.1 Nachtschreck

Der Nachtschreck (Pavor nocturnus), auch Angstschreck genannt, gehört zu den häufigsten Aufwachstörungen im Kindesalter. Er ähnelt der Schlaftrunkenheit, wirkt in seinem Verlauf aber dramatischer und kann Eltern einen gehörigen Schrecken einjagen. Die Kinder befinden sich meist sitzend oder liegend im Bett und schreien laut und impulsiv. Jeder Versuch, das Kind zu beruhigen, indem man es auf den Arm nimmt, ihm gut zuredet oder es streichelt, bleibt erfolglos oder regt es gar zusätzlich auf. Es kann auch passieren, dass das Kind die Eltern wegstößt und um sich schlägt. Nach einigen Minuten ist dann meist alles vorbei: Das Kind beruhigt sich und schläft rasch wieder ein. Am nächsten Morgen kann sich das Kind an nichts erinnern.

Der Nachtschreck tritt am häufigsten im Alter zwischen 2 und 6 Jahren auf, meist in den ersten 2 bis 3 Stunden nach dem Einschlafen. Prinzipiell ist der Nachtschreck völlig harmlos und hat nichts mit Albträumen zu tun; er fügt Ihrem Kind weder einen körperlichen noch einen seelischen Schaden zu. Im Schlafcoaching ist es wichtig, betroffenen Eltern dieses Verhalten zu erklären. Man sollte ruhig bleiben und abwarten sowie darauf achten, dass sich das Kind nicht verletzt, wenn es zum Beispiel aus dem Bett steigt und kopflos durch die Wohnung läuft. Meist verschwindet das Phänomen des Nachtschrecks wieder nach ein paar Tagen. Da sich das Kind am Folgetag nicht an die Vorkommnisse erinnern kann, würden wir auch nicht empfehlen, dass Kind darauf anzusprechen, da dies zu zusätzlicher Verunsicherung führen kann.

1.4.2.2 Albträume

Von den Parasomnien sind Albträume diejenigen, bei denen am ehesten ein Zusammenhang mit akuten oder chronischen Belastungen besteht. Ursachen für einen Albtraum können intensive oder beängstigende Tageseindrücke sein, die das Kind überfordern, wie z. B. auch ein übermäßiger und nicht kindgerechter Medienkonsum. Bei Schulkindern kann Überforderung aufgrund von schulischem Leistungsdruck eine mögliche Rolle spielen.

Wer von uns schon einmal schlecht geträumt hat, weiß, wie bedrückend dieses Erlebnis auch noch Tage danach wirken kann. Dies ist auch bei Kindern so. Wenn ein Kind nach einem Albtraum aufwacht, kann es sich meist noch sehr lebhaft und detailliert an das „Erlebte" erinnern. Es ist verängstigt, braucht Trost und sucht die Zuwendung, das Verständnis und den Schutz der Eltern.

Auch im Schlafcoaching sollten Eltern hierüber aufgeklärt werden. Um Albträume zu vermeiden, sollten Sie tagsüber auf eine ausgeglichene Atmosphäre achten und dem Kind abends vor dem Schlafengehen die Gelegenheit geben, über das am Tag Erlebte zu sprechen. Belastende Ereignisse, wie z. B. schlechte Schulnoten oder Ärger mit den Freunden sollten jedoch besser tagsüber besprochen werden. Zudem sollte der Medienkonsum bei Kindern kontrolliert werden. Sowohl die Mediendauer als auch der Medieninhalt sollten an das Alter des Kindes angepasst sein. In der letzten Stunde vor dem Einschlafen sollten Fernsehen und Computerspielen prinzipiell tabu sein.

Grundsätzlich sind Albträume kein Grund zur Besorgnis. Wenn ein Kind aber regelmäßig ein- oder mehrmals pro Woche Albträume hat, sollte der Ursache auf den Grund gegangen werden und am besten eine Kinderärztin oder ein Kinderarzt konsultiert werden.

1.4.2.3 Schlafwandeln

Das Schlafwandeln kann in Kombination mit einem Nachtschreck oder auch allein auftreten. Es scheint eine genetische Veranlagung zum Schlafwandeln zu geben (jedes zweite schlafwandelnde Kind kommt aus einer „Schlafwandlerfamilie"). Die Neigung zum Schlafwandeln kann jedoch auch durch fiebrige Erkrankungen, psychischen Stress oder Lärm verstärkt werden.

Das Schlafwandeln ist in der Regel harmlos. Es ist jedoch darauf zu achten, dass die Umgebung kindersicher gestaltet ist: Alle Fenster, Wohnungs- und Balkontüren sollten gut verschlossen sein. In vielen Fällen hat es sich als nützlich erwiesen, an der Kinderzimmertür ein kleines Glöckchen anzubringen, das die Eltern in der Nacht darauf aufmerksam macht, wenn ihr Kind „auf Wanderschaft" geht. Wird das Schlafwandeln beim Kind bemerkt, sollte man aus Sicherheitsgründen versuchen, das Kind in sein Bett zurückzuführen – allerdings mit großer Behutsamkeit, denn Schlafwandler wehren sich häufig, wenn man sie aufhalten will.

Es sollte auch vermieden werden, dem Kind am nächsten Tag von dem Ereignis und den Gefahren des Schlafwandelns zu berichten, da dies unter Umständen zusätzlich Ängste auslöst. In den meisten Fällen lässt das Schlafwandeln mit zunehmendem Alter von selbst nach und verliert sich bis zur Pubertät ganz. Sollte ein Kind regelmäßig schlafwandeln, ist es ratsam, in der kinderärztlichen Praxis abklären zu lassen, ob es sich wirklich um Schlafwandeln und nicht um ein Anfallsleiden handelt.

Im Allgemeinen müssen wir bedenken, dass der Schlaf im Kindes- und Jugendalter eine wesentliche Rolle für das Lernen, die Gedächtnisbildung und die kognitive Leistungsfähigkeit während des Schulalters einnimmt und zur emotionalen Stabilität und sozialen Entwicklung während der Adoleszenz beiträgt. Demnach sollte unzureichender und nicht erholsamer Schlaf auch in diesem Lebensabschnitt verhindert werden.

Besonderheiten Kinderschlaf

- Stabilisierung des Schlaf-Wach-Zyklus
- Nachtschreck und Schlafwandeln häufiger
- Schlafbedürfnis sinkt (Mittagsschlaf)

Coachingtipps

- Entwicklung des Schlafes akzeptieren
- Beruhigen und aufklären
- Mittagsschlaf frühzeitig absetzen, da sonst Probleme am Abend beim Einschlafen auftreten können (fehlender Schlafdruck)

1.4.3 Schlafverhalten im Erwachsenenalter

Im Erwachsenenalter bleibt die Schlafdauer relativ stabil, obwohl individuelle Unterschiede bestehen. Die Schlafstruktur zeigt eine ausgewogene Verteilung von Tiefschlaf- und REM-Schlafphasen, die für die körperliche Regeneration, Stoffwechselprozesse und die emotionale Verarbeitung wichtig sind. Stressbedingte Ein- und Durchschlafstörungen sind prävalent in dieser Altersgruppe. Schlafstörungen wie Insomnie und Schlafapnoe können in dieser Lebensphase häufig auftreten und erfordern eine angemessene Diagnose und Behandlung. Die Hauptursache stellen häufig Stress und ein ungesunder Lebensstil dar. Auch die „externen Störfaktoren" wie Alkohol-, Koffein- oder Nikotinkonsum nehmen zu. Auch die Gesamtschlafdauer ist bei vielen Erwachsenen zu kurz. 44 % der Erwachsenen schlafen laut aktuellen Statistiken zu kurz (6 h oder weniger, Quelle: https://de.statista.com/infografik/25655/umfrage-zu-schlafdauer-und-schlafproblemen-in-deutschland). Demnach sollten im Schlafcoaching besonders die Themen der Schlafdauer, Schlafhygiene und Lifestylefaktoren im Vordergrund stehen.

Besonderheiten Erwachsenenschlaf

- Schlafdauer und -architektur sind stabil
- Aufwachphasen sind normal
- Externe „Stör"-Faktoren nehmen zu

Coachingtipps

- Über den Schlaf aufklären
- Schlafhygiene beachten
- Schlafdauer beachten

1.4.4 Schlafverhalten im höheren Alter

Mit zunehmendem Alter nimmt die Gesamtschlafdauer tendenziell ab, begleitet von einer Veränderung der Schlafstruktur mit weniger Tiefschlafphasen und vermehrten Schlafunterbrechungen (siehe Abb. 1.5). Im höheren Alter verändert sich der Schlaf signifikant. Ältere Menschen erleben oft eine geringere Tiefschlafphase, was die erholsame Wirkung des Schlafs beeinträchtigen kann. Zudem nimmt die Gesamtschlafdauer häufig ab, während die Schlafqualität durch häufigeres Aufwachen und Schlafunterbrechungen leidet. Der zirkadiane Rhythmus verschiebt sich, sodass viele ältere Menschen früher müde werden und auch früher aufwachen. Schlafstörungen wie Schlafapnoe und das Restless-Legs-Syndrom treten vermehrt auf. Diese Veränderungen sind nicht zwingend pathologisch, können aber die Lebensqualität beeinträchtigen und sollten im Rahmen eines gesunden Schlafmanagements berücksichtigt werden. Dies kann auf altersbedingte Veränderungen in der zirkadianen Regulation, hormonelle Veränderungen und Gesundheitsprobleme zurückzuführen sein. Trotz dieser Veränderungen bleibt der Schlaf im Alter ein wichtiger Faktor für die körperliche Gesundheit, die kognitiven Funktionen und die Lebensqualität.

Besonderheiten Schlaf im Alter

- Schlafdauer und Tiefschlaf nehmen ab
- Fragmentierter Schlaf
- Mittagsschlaf/Napping

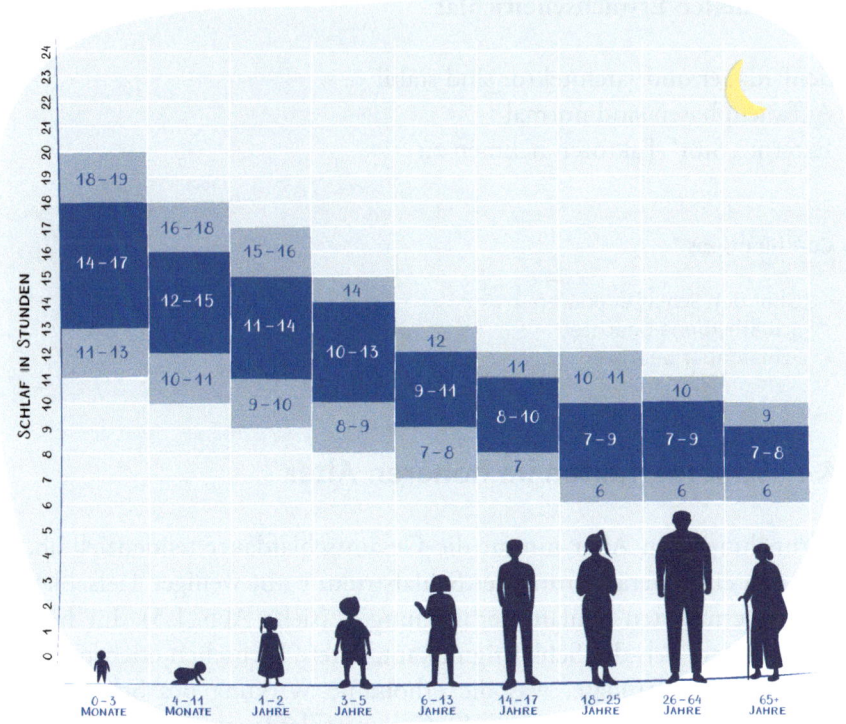

Abb. 1.5 Darstellung des Schlafbedarfs in Abhängigkeit vom Alter

Coachingtipps

- Über den Schlaf und die Veränderungen im Alter aufklären
- Körperlich und mental aktiv bleiben
- Weiterhin auf einen gesunden Schlaf achten (glymphatisches System)

Das Schlafverhalten variiert in den verschiedenen Lebensphasen eines Menschen und wird von einer Vielzahl biologischer, neurobiologischer und psychosozialer Faktoren beeinflusst. Ein angemessenes Verständnis der Schlafdauer, Schlafstruktur und der Bedeutung des Schlafes in jeder Lebensphase ist entscheidend für die Förderung der Gesundheit und des Wohlbefindens über die gesamte Lebensspanne hinweg.

1.5 Schlafregulation

Die Frage warum wir schlafen müssen, ist sicherlich eine der ältesten in der Geschichte der Biologie. Ein grundlegendes Verständnis über die schlafregulierenden Mechanismen ist für die Arbeit im Schlafcoaching unabdingbar. Die Schlafregulation ist ein komplexer Prozess, der durch das Zusammenspiel zweier Hauptsysteme gesteuert wird: des zirkadianen Rhythmus und des homöostatischen Schlafdrucks. Im folgenden Kapitel gehen wir daher näher auf die schlafregulatorischen Mechanismen ein.

1.5.1 Unser innerer Rhythmus (zirkadianer Rhythmus)

Wir haben von Natur aus einen inneren Rhythmus. Dieser hat eine Länge von etwa 24 h (um genau zu sein: 24 h und 11 min). Dieser innere Rhythmus wird auch zirkadianer Rhythmus genannt, da er ungefähr die Phasenlänge eines 24-h-Tages einnimmt (lat. „circa", dt. „um …herum"; lat. „dies", dt. „Tag").

Der zirkadiane Rhythmus ist weitgehend unabhängig von äußeren Faktoren, die auf die jeweilige Tages-, Nacht- oder sogar Jahreszeit hinweisen könnten. Er dient dazu, unsere innere Leistungs- und Ruhekurve mit dem endogenen Tag-Nacht-Rhythmus zu synchronisieren, damit periodisch durchgeführte Tätigkeiten, wie z. B. Schlafen, Nahrungsaufnahme, Fortpflanzung etc. in einem konstant bleibenden effizienten Rhythmus ablaufen können.

Gesteuert wird diese zirkadiane Rhythmik durch die sogenannte Hauptuhr („Master Clock"). Die „Master Clock" ist im Nucleus suprachiasmaticus, kurz SCN, einem Bestandteil des Hypothalamus, tief im Inneren unseres Gehirns lokalisiert und generiert einen endogenen zirkadianen Rhythmus, welcher auch weitere Körperfunktionen wie z. B. die Körpertemperatur, Hormonsekretion, Blutdruck und Herzfrequenz koordiniert.

Neuronale Verbindungen des SCN zu melanopsinhaltigen Ganglienzellen der Retina im Auge ermöglichen eine direkte Anpassung an die externen Lichtverhältnisse. Licht wird demnach auch als stärkster externer Einfluss (Zeitgeber) betrachtet.

Weitere exogene Zeitgeber sind die Umgebungstemperatur, soziale Interaktionen, körperliche Aktivität oder die Aufnahme von Nahrung. Durch das gezielte Steuern und den Einsatz der o. g. Zeitgeber kann im Rahmen eines Schlafcoachings ein positiver Effekt auf die zirkadiane Rhythmik entstehen und dadurch der negative Effekt von Jetlag und Symptomen einer

Schichtarbeit reduziert werden. Hierauf gehen wir im weiteren Verlauf des Buches noch näher ein. Zwei zentrale Hormone, die unser Schlaf-Wach-Verhalten im Rahmen einer zirkadianen Rhythmik koordinieren, sind Melatonin und Cortisol.

1.5.1.1 Melatonin – bereitet den Körper auf den Schlaf vor

Wenn man über Hormone und Schlaf redet, kommt einem nahezu immer das „Schlafhormon" Melatonin in den Sinn. Melatonin wird häufig verallgemeinernd als das zentrale Schlafhormon dargestellt. Aber was genau steckt dahinter?

Melatonin ist chemisch gesehen ein Hormon, das vor allem in einem Teil unseres Zwischenhirns, der sogenannten Epiphyse, produziert wird. Es scheint aber auch andere Zelltypen zu geben, die Melatonin im Körper produzieren (Hardeland 2010). Das bedeutet, dass wir einmal einen Pool an Melatonin haben, nämlich den, der in der Epiphyse produziert wird und im Blut zirkuliert, und zum anderen einen Pool in verschiedenen Körpergeweben, wie z. B. der Leber, der Retina, dem Gastrointestinaltrakt etc. Interessant ist, dass die Menge an Melatonin aus den einzelnen Geweben um ein Vielfaches höher ist, als aus der Epiphyse.

Melatonin wird aus der Aminosäure L-Tryptophan gebildet, einer essenziellen Aminosäure, die vom Körper nicht selbst gebildet werden kann und über die Nahrung aufgenommen werden muss. In den ersten Stoffwechselschritten wird L-Tryptophan zu Serotonin verstoffwechselt, welches als „Glückshormon" bekannt ist und einen stimmungsaufhellenden Effekt hat. In der weiteren Verstoffwechselung wird dann aus Serotonin in einem lichtabhängigen Stoffwechselschritt Melatonin gebildet. Dunkelheit fördert den letzten Prozess der Melatoninproduktion, und demnach werden die höchsten Melatoninkonzentrationen zum Nachtbeginn gemessen und sinken bis zu den frühen Morgenstunden signifikant ab (siehe Abb. 1.6).

Einer der letzten Stoffwechselschritte hängt von der Intensität des Lichtes ab. Das Enzym Serotonin-N-Acetyltransferase (NAT) ist in den meisten Fällen das geschwindigkeitsbestimmende Enzym bei der Melatoninsynthese, da es sich während der Dunkelphase um das 30- bis 70-fache erhöht. Das bedeutet, dass bei eintretender Dunkelheit im Gehirn vermehrt Melatonin gebildet wird. Das in der Epiphyse gebildete Melatonin wird dann in die Blutbahn abgeben und verbreitet sich im Körper. Melatonin kann sich im Körper sehr gut verteilen, weil es auch gut durch physiologische Barrieren wie die Blut-Hirn-Schranke oder die Plazenta durchkommt. Die höchsten

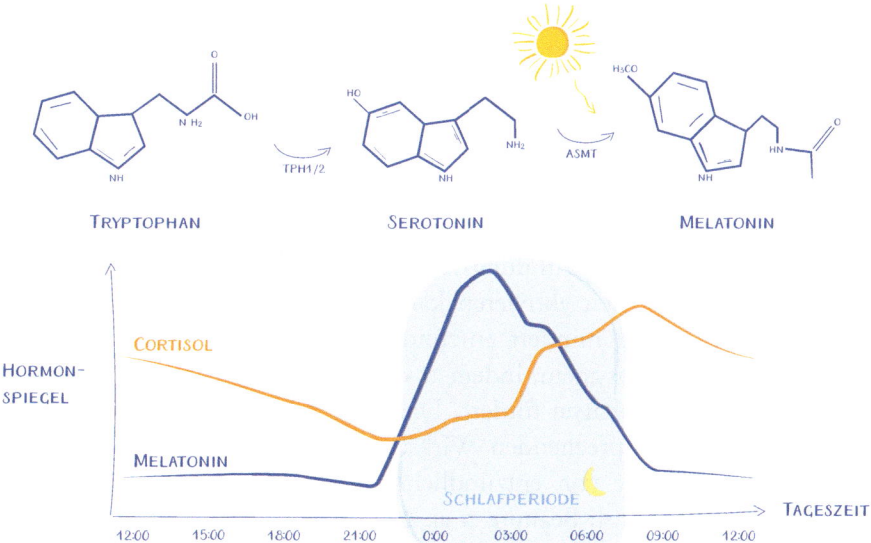

Abb. 1.6 Darstellung des Melatoninstoffwechsels sowie des tageszeitlichen Verlaufs von Melatonin und Cortisol

Plasmakonzentrationen von Melatonin erreicht man meistens 4–5 h nach Einbruch der Dunkelheit.

Eines der größten Missverständnisse ist häufig, dass Melatonin direkt den Schlaf induziert. Dies ist aber nicht ganz korrekt, da Melatonin keine direkte schlafinduzierende Wirkung hat. Melatonin schafft vielmehr eine schlaffördernde physiologische Umgebung, indem es z. B. die Durchblutung beeinflusst und unser Körper dadurch mehr Wärme abgibt. Dadurch fällt die Körperkerntemperatur um ca. 0,5–1 Grad Celsius ab, was wiederum das Einschlafen begünstigt. Wir müssen demnach Melatonin als ein Hormon betrachten, dass zwar den Schlaf-Wach-Rhythmus beeinflusst, aber nicht ein klassisches Schlafmittel darstellt. Das lässt sich gut dadurch bestätigen, dass Melatonin auch bei nachtaktiven Tieren ausgeschüttet wird und diese nachts auch nicht schlafen, sondern hochaktiv sind.

Melatonin hat im Körper zahlreiche weitere positive Effekte. Es kurbelt die Energieproduktion in den Zellen an und hat antioxidative und antiinflammatorische Effekte, das bedeutet, es reduziert den oxidativen Stress in unseren Zellen und wirkt Entzündungsprozessen entgegen (Melhuish Beaupre et al. 2021).

Studien deuten zudem darauf hin, dass Melatonin vor allem auch in Mitochondrien synthetisiert wird. Die Mitochondrien sind als Kraftwerke unserer Zellen der zentrale Ort für die Energieproduktion (u. a. in Form von ATP). Melatonin fördert die Energieproduktion in den Mitochondrien, was sehr interessant ist, weil v. a. im Tiefschlaf viel ATP im Rahmen regenerativer Prozesse produziert wird (Dworak et al. 2010) und Melatonin hier eine unterstützende Rolle haben könnte (Acuña-Castroviejo et al. 2001).

Zudem werden Melatonin auch immunmodulatorische und entzündungshemmende Eigenschaften zugesprochen. Studien zeigen, dass Melatonin die Produktion entzündungsfördernder Zytokine hemmen und antioxidative Mechanismen aktivieren kann. Dadurch schützt es Zellen vor oxidativem Stress und mindert entzündliche Prozesse. Zudem unterstützt Melatonin das Immunsystem, indem es die Funktion von Immunzellen wie T-Zellen und Makrophagen fördert. Diese Doppelfunktion macht Melatonin zu einem vielversprechenden Wirkstoff, sowohl bei der Prävention als auch bei der Therapie von entzündlichen Erkrankungen und schwachem Immunsystem (Melhuish Beaupre et al. 2021).

Neben diesen wichtigen physiologischen Funktionen kann der Melatoninstoffwechsel auch einen Einfluss auf unsere Stimmungslage nehmen, v. a. durch den engen Zusammenhang zwischen Serotonin und Melatonin im Kontext der klassischen „Winterdepression". Durch die Reduktion des Tageslichtes in den Wintermonaten wird das Verhältnis aus Serotonin und Melatonin aus dem Gleichgewicht gebracht und der stimmungsaufhellende Effekt von Serotonin reduziert, was wiederum die Stimmung und den Antrieb reduziert und die Abgeschlagenheit einiger Menschen in den dunklen Jahreszeiten mitbegründen kann.

Cortisol...

Ein häufig genannter Gegenspieler von unserem „Schlafhormon" Melatonin ist Cortisol. Cortisol, produziert in der Nebennierenrinde, ist ein Stresshormon, welches unsere Energiereserven mobilisiert und den Körper in Alarmbereitschaft versetzt. Zudem hat Cortisol eine dämpfende Wirkung auf das Immunsystem, die in der Medizin häufig genutzt wird, um Immunreaktionen zu unterdrücken. Cortisol hat einen typischen zirkadianen Verlauf. Die Hormonkonzentration ist in den frühen Morgenstunden am höchsten und sinkt in der 2. Tageshälfte deutlich ab, wobei die geringsten Konzentrationen in der Nacht (während des Schlafs) gemessen werden. Cortisol wird demnach auch als „Wachmacherhormon" bezeichnet.

Cortisol kann demnach auch als natürlicher Gegenspieler von Melatonin angesehen werden.

Neben unserer „Master Clock" besitzen nahezu alle Zellen des menschlichen Körpers innere Uhren, die für die zeitliche Steuerung wichtiger Organfunktionen zuständig sind. Nur ein Beispiel ist hier die zirkadiane

Genexpression in Leber und Herz, welche sehr unterschiedliche Rhythmen zeigt: Beim Herzen ist sie am Vormittag am höchsten, und in der Leber hat sie, über den Tag verteilt, mehrere Maxima. So entgiftet die Leber den Alkohol am effizientesten zwischen 17.00 und 18.00 Uhr.

Der sogenannte zirkadiane Tagesrhythmus der einzelnen biologischen Uhren unterscheidet sich leicht von Zelle zu Zelle, sodass diese zur Angleichung miteinander kommunizieren müssen. Erst kürzlich haben Wissenschaftler herausgefunden, dass unsere zellulären Uhren über freigesetzte Proteine kommunizieren. Der Wachstumsfaktor „Transforming Growth Factor beta" (TGF-ß) wird von Zellen abgegeben und steuert die Synchronisierung der inneren Uhren, indem er die Produktion des zentralen Regulatorproteins PER2 regelt (Finger et al. 2021). Eine Störung des TGF-ß-Signalweges mithilfe pharmakologischer und genetischer Methoden führte zu einer verminderten Rhythmik auf Einzelzell- und Gewebsebene wie auch zu einer erhöhten Anfälligkeit der inneren Uhren gegenüber äußeren Störfaktoren.

Fassen wir die Informationen zusammen, lässt sich festhalten, dass unsere innere Uhr eine wichtige Funktion in der Regulation unseres Schlaf-Wach-Verhaltens einnimmt, indem sie diverse physiologische Prozesse reguliert, um schlaffördernde Bedingungen herzustellen.

1.5.2 Schlafhomöostase

Einen noch stärkeren Einfluss auf unser Schlafverhalten als unserer inneren Uhr hat die sogenannte Schlafhomöostase. Homöostase im Allgemeinen bezeichnet das Gleichgewicht und die Erhaltung physiologischer Körperfunktionen. In Bezug auf die Schlafhomöostase sprechen wir häufig auch von der Schlafbereitschaft. Mit zunehmender Wachheit steigen die Müdigkeit und die Bereitschaft zu schlafen an. Schlafen wir, sinkt die Schlafbereitschaft wieder ab und die Müdigkeit wird reduziert.

Die Forschung hat gezeigt, dass hierfür der Gehirn-Energiestoffwechsel verantwortlich ist. Da dieser Zusammenhang sehr wichtig für das Verständnis der Schlafregulation ist und damit auch eine wichtige Rolle im Schlafcoaching einnimmt. gehen wir hierauf noch etwas genauer ein:

Unser Gehirn hat ca. 90 Mrd. Nervenzellen, die in einem ständigen Austausch miteinander sind. Die Nervenaktivität (neuronale Aktivität) ist dabei eng mit dem Energiestoffwechsel des Gehirns verknüpft. Mit nur 2 % der gesamten Körpermasse, die unser Gehirn einnimmt, verbraucht es ca. 20 % der Gesamtenergie des Organismus. Unser Gehirn ist also ein hochenergetisches Organ. Während wir wach sind, haben wir eine erhöhte neuronale

Aktivität, einhergehend mit einer erhöhten Freisetzung erregender Boten-stoffe (Neurotransmitter) wie z. B. Glutamat, Serotonin, Acetylcholin und Noradrenalin. Dies führt zu einem erhöhten Energieverbrauch im Gehirn. Hierbei spielt das Nukleotid Adenosintriphosphat (ATP) eine wichtige Rolle. ATP ist der universelle und unmittelbar verfügbare Energieträger in Zellen und ein wichtiger Regulator energieliefernder Prozesse. Vereinfacht dargestellt besteht ATP aus dem Molekül Adenosin und 3 Phosphatgrup-pen. Wird Energie benötigt, werden 1 oder 2 Phosphatgruppen abgespalten und es entsteht Adenosindiphosphat (ADP) oder Adenosinmonophosphat (AMP). Spaltet sich auch die dritte Phosphatgruppe ab, erhalten wir das Nukleotid Adenosin. Adenosin spielt eine entscheidende Rolle in der Schlaf-regulation! Aus den Zellen freigegeben hemmt Adenosin über spezifische Rezeptoren die Freisetzung erregender Botenstoffe und reduziert die neuro-nale Aktivität und wirkt so direkt als schlafinduzierender Faktor. Die Ade-nosinkonzentrationen werden auch direkt mit der Intensität des Tiefschlafs in Verbindung gebracht, da die Konzentration von Adenosin die Delta-Ak-tivität im Tiefschlaf direkt induziert. Es ist demnach nicht verwunderlich, dass eine Blockierung der Adenosinrezeptoren die Wachheit fördern kann. Koffein ist ein bekannter Adenosin-Rezeptor-Antagonist (Gegenspieler) und verhindert die Bindung von Adenosin an den Adenosinrezeptoren, wodurch der stimulierende und wachheitsfördernde Effekt auf das Nervensystem ent-steht. Dieses Wissen ist auch im Schlafcoaching wichtig, da Koffein in zu hohen Mengen oder zu spät am Abend durch diesen Mechanismus bei vie-len Menschen zu Einschlafstörungen führen kann.

Mit zunehmender Wachheit werden nach und nach die Energiespeicher in unserem Gehirn entleert. ATP wird zunehmend abgebaut und die Kon-zentrationen von Adenosin steigen an (Basheer et al. 2004). Extrazelluläres Adenosin hemmt über die Adenosinrezeptoren wachheitsfördernde Neu-rone, wirkt als schlafinduzierender Faktor und reguliert somit direkt die Schlafbereitschaft. Im Tiefschlaf ist, wie bereits beschrieben, die neuronale Aktivität deutlich reduziert (Delta-Aktivität). Die Nervenzellen verbrauchen weniger Energie und die Energiespeicher können sich wieder füllen. In ei-genen Studien konnten wir zeigen, dass sich im Tiefschlaf die ATP-Speicher wieder füllen und in einem engen Zusammenhang mit der Intensität des Tiefschlafs stehen (siehe Abb. 1.7).

Adenosin wird in dem Fall zu ATP aufgebaut und ermöglicht nach den Tiefschlafphasen eine ausreichende Energieversorgung.

Wenn dieser Zusammenhang zwischen unserem Gehirn-Energiestoff-wechsel und der Entstehung des Schlafdrucks verstanden ist, lässt es sich leicht erklären, dass Perioden intensiver geistlicher oder körperlicher

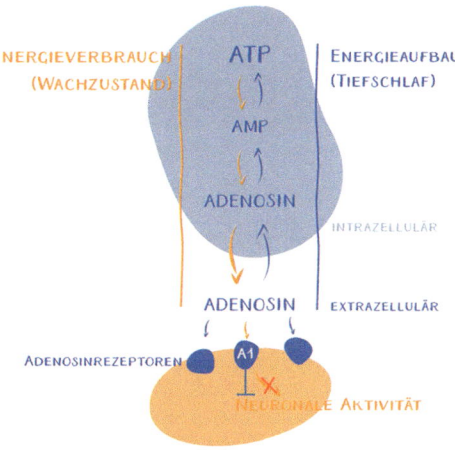

Abb. 1.7 Grafische Darstellung des ATP- und Adenosinstoffwechsels während des Schlaf- und Wachzustands

Aktivität, die auch unseren Stoffwechsel direkt beeinflussen, die Schlafbereitschaft erhöhen können. Im Gegensatz dazu können gewisse Erkrankungen oder chronische Stressperioden dazu führen, dass die Schlafbereitschaft sich nicht aufbaut, und dadurch Ein- und Durchschlafstörungen bedingen.

Das Zusammenspiel zwischen zirkadianer Rhythmik und der Schlafhomöostase wurde von dem Schlafforscher Alexander A. Borbély im sogenannten 2-Prozess-Modell dargestellt (siehe Abb. 1.8).

Der Prozess S spiegelt die Schlafbereitschaft (Homöostase) wider, die mit dem Wachzustand kumulativ ansteigt und im Schlaf wieder abgebaut wird. Der Prozess C spiegelt die zirkadiane Rhythmik wider. Der erlebte Gesamtschlafdruck bestimmt sich durch die Summe beider Prozesse.

> **Coachingtipp**
>
> Der Tiefschlaf wird homöostatisch reguliert, kommt v. a. in der 1. Nachthälfte vor und dient insbesondere der energetischen Erneuerung. Aktivitäten, die unseren Gehirnenergiestoffwechsel positiv beeinflussen (wie z. B. Ausdauertraining), können den Schlafdruck erhöhen und das Schlafverhalten verbessern.

1.5.3 Chronotyp

Zusätzlich zu der Schlafhomöostase und der zirkadianen Rhythmik spielen noch unsere Gene eine Rolle bei unserem Schlaf-Wach-Verhalten. Obwohl unsere innere Uhr unseren inneren Rhythmus bestimmt, gibt es individuelle Unterschiede.

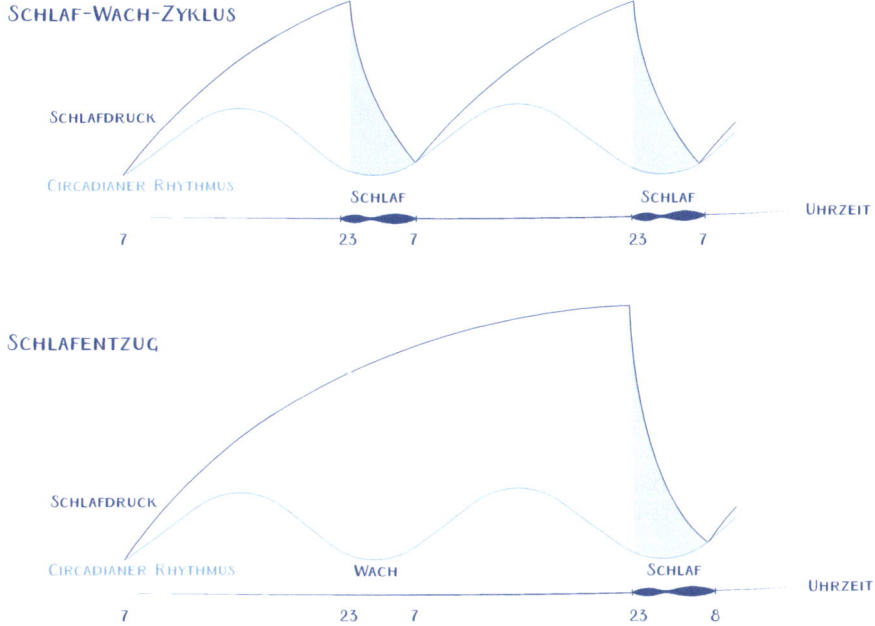

Abb. 1.8 Darstellung des 2-Prozess-Modells nach Alexander Borbély, welches die zirkadiane Rhythmik und die homöostatischen schlafregulatorischen Komponenten in Zusammenhang bringt

Es gibt Menschen, die bereits früh am Abend müde werden, wogegen andere am Abend zu ihrem Leistungshoch auflaufen. Gleiches gilt für das morgendliche Erwachen. Einige von uns stehen früh und voller Energie auf, während andere morgendliche Anlaufschwierigkeiten haben und erst nach ein paar Stunden richtig im Tag angekommen sind. Wir haben eine individuelle Präferenz zu tageszeitlichen Ruhe- und Aktivitätsperioden, und genau hier kommt der Chronotyp ins Spiel.

Der sogenannte Chronotyp ist eine bei jedem Menschen individuell festgelegte Eigenschaft, die unser Schlaf-Wach-Verhalten beeinflusst und sich in verschiedenen Typen äußert. Die Chronobiologie bezeichnet entsprechend unserem Schlafverhalten 3 sogenannte Chronotypen: **der Morgen- bzw. Frühtyp (die Lerche), der Abend- bzw. Spättyp (die Eule) und der Misch- bzw. Normaltyp.**

Typisch für die **Lerche** ist:

- sie steht gerne früh am Morgen auf,
- sie startet voller Tatendrang und mit gutem Appetit in den Tag,

- ihr fällt das Schlafen am Morgen eher schwer,
- am Nachmittag hat sie meist einen Tiefpunkt.

Schlafcoachingtipps für Frühtypen (Lerchen)

- *Wichtige Tätigkeiten für die erste Tageshälfte planen*
- *Den frühen Nachmittag etwas ruhiger angehen*
- *Das abendliche Zubettgehen nicht hinauszögern*

Spättypen zeigen dagegen ein anderes Schlaf-Wach- und Leistungsmuster:
Typisch für die **Eule** ist:

- sie kommt morgens nur sehr schwer in die Gänge,
- sie fühlt sich am Morgen sehr müde und verspürt kaum Appetit,
- ihr fällt es schwer, am Abend früh ins Bett zu gehen.

Schlafcoachingtipps für Spättypen (Eulen)

- *Den Morgen etwas ruhiger angehen*
- *Sich genug Zeit nehmen, um in den Tag zu kommen*
- *Wichtige Tätigkeiten in der 2. Tageshälfte erledigen*

In Abhängigkeit vom individuellen Chronotypen finden die tageszeitlichen
Müdigkeitsphasen (z. B. das Mittagstief) und Aktivitätsphasen zu unterschiedlichen Zeiten statt. Das Wissen über den jeweiligen Chronotypen
eines Klienten ist im Schlafcoaching wichtig, um die individuellen Präferenzen berücksichtigen zu können und entsprechende Lösungsansätze zu konzi-
pieren.

*Studien zeigen, dass etwa 10–15 % der Menschen zu den Frühaufstehern
zählen, während rund 20–25 % eher zu den Eulen gehören. Der Großteil der
Bevölkerung, etwa 60 %, fällt in die Kategorie der Mischtypen.*

Der Chronotyp spiegelt die individuelle Präferenz zu tageszeitlichen Ruhe-
und Aktivitätsperioden wider. Eine Berücksichtigung des individuellen
Chronotyps kann daher wesentlich dazu beitragen, Ein- und Durchschlafstörungen zu reduzieren.

Mit folgendem Chronotypen-Test: (QR-Code) bekommt man einen ersten Eindruck vom individuellen Chronotypen.

Praxistipp: Zentrale Fragen zur Schlafregulation

Ein grundlegendes Verständnis über die schlafregulatorischen Mechanismen (zirkadiane Rhythmik, Schlafhomöostase und Chronotyp) ist essenziell für ein erfolgreiches Schlafcoaching. Folgende Fragestellungen sollten daher zu Beginn des Coachings geklärt sein, um ein gutes Verständnis über das Schlafverhalten der Klienten zu erhalten!

Nachfolgend finden sich ein paar Beispielfragen, die sich in unserer Praxis als sehr sinnvoll erwiesen haben:

Beispielfragen Schlafhomöostase

Gezielte Fragen im Rahmen der Anamnese zur Schlafhomöostase erlauben eine gute Einschätzung, inwieweit betroffene Klienten zu viel oder zu wenig Schlaf bekommen und ob gewisse Schlafverhalten (z. B. Powernaps) den Nachtschlaf beeinflussen können.

- **Wie viele Stunden pro Nacht wurde geschlafen?**
  Diese simple Frage gibt eine Auskunft über die Gesamtschlafdauer und ermöglicht dadurch eine Einschätzung, ob die Person ausreichend, zu viel oder zu wenig schläft. Dies hilft im Coaching dabei, mögliche Ursachen für Schlafprobleme, Tagesmüdigkeit oder Leistungseinbußen zu erörtern und Lösungen für die optimale Gesamtschlafdauer zu erarbeiten. Es sollte zudem immer berücksichtigt werden, dass bei Fragen z. T. nur das subjektive Empfinden der Klienten widergespiegelt wird und dieses natürlich von objektiven Beobachtungen und Messungen abweichen kann.
- **Wird ein Mittagsschlaf oder im Laufe des Nachmittags ein Powernap durchgeführt?**
  Hierdurch erfahren wir, ob durch einen zusätzlichen Schlaf im Laufe des Tages ggf. der Schlafdruck temporär reduziert wird. Dies kann eine wichtige Information sein, wenn die Klienten z. B. über abendliche Einschlafprobleme oder Durchschlafprobleme klagen.
- **Wie hoch ist das Aktivitätslevel am Tag?**
  Ein entscheidender Faktor für eine hohe Schlafqualität kann das Ausmaß an körperlicher und geistiger Auslastung am Tag sein. Wenn z. B. eine Person

körperlich hochaktiv ist, wird auch ein höheres Schlafpensum nötig sein. Die Frage nach dem täglichen Aktivitätslevel ist demnach für ein ganzheitliches Verständnis der Schlafhomöstase wichtig.

Beispielfragen zirkadiane Rhythmik

Fragen zur zirkadianen Rhythmik ermöglichen eine Einschätzung zu wichtigen Abendroutinen, Regelmäßigkeiten im Schlaf- Wach-Rhythmus und möglichen Einflüssen der inneren Uhr auf das Schlafverhalten. Hier ein paar Beispiele:

- **Gibt es regelmäßige Zubettgeh- und Aufwachzeiten?**
  Regelmäßige Einschlaf- und Aufwachzeiten sind ein zentraler Faktor für einen gesunden und erholsamen Schlaf. Hierzu zählt auch eine gewisse Regelmäßigkeit an Wochenenden. Gerade bei Berufsgruppen, die unterschiedliche Tages- und Nachtrhythmen zeigen (Schichtarbeiter, Sicherheitsdienst, Flugpersonal, Krankenhauspersonal etc.) werden gezielte Strategien einer Routine wichtig werden, um den Schlaf erholsamer zu gestalten.
- **Gibt es eine geregelte Tag- und Nachtroutine?**
  Routinen und eingespielte Abläufe spielen eine wichtige Rolle bei der Etablierung eines gesunden Schlaf-Wach-Rhythmus. Gibt es starke Schwankungen, z. B. in den täglichen Routinen und Abläufen, gegebenenfalls durch stetig wechselnde Termine oder z. B. Wettkämpfe, kann dies auch einen Einfluss auf das Schlafverhalten ausüben.
- **Ist die Zeitzone konstant?**
  Wechselnde Zeitzonen haben einen direkten Einfluss auf unser Schlafverhalten. Demnach sollte früh in Erfahrung gebracht werden, inwieweit die Zeitzonen bei den betroffenen Personen konstant sind. Hierbei muss es sich nicht immer um die Anwesenheit in anderen Zeitzonen handeln. Die Frage kann auch dahin abgewandelt werden, inwieweit die Zeitzonen bei einzelnen Berufsgruppen im Arbeitsalltag übergreifend konstant sind. Arbeitet jemand z. B. in einem Konzern und muss regelmäßig mit internationalen Teams (z. B. aus Asien oder den USA) in direktem Kontakt stehen, kann dies auch ein Einflussfaktor sein.

Beispielfragen Chronotyp

Individuelle Präferenzen zum Schlaf-Wach-Verhalten können im Rahmen eines Schlafcoachings eine wichtige Rolle spielen, wenn äußere Faktoren (Beruf, Familie etc.) mit den persönlichen Präferenzen nicht übereinstimmen. Dann gilt es, Lösungsansätze zu suchen, die den persönlich präferierten Rhythmus mit den äußeren Rahmenbedingungen synchronisieren. Hier ein paar Beispielfragen, die im Coaching Aufschluss über den Chronotyp geben können.

- **Wie würden die Klienten eigenständig den Tagesrhythmus (Aufwach- und Einschlafzeit) wählen?**
  Die Frage nach einem individuell gestaltbaren Tagesablauf kann Aufschluss darüber geben, inwieweit die betroffenen Personen durch externe Rahmenbedingungen aus ihrem eigenen präferierten Rhythmus gedrängt werden. Dies erlaubt im Coachingprozess auch eine Anpassung des Schlaf-Wach-

Rhythmus, sowie der Morgen- und Abendroutinen an den Tagesablauf. Sind die äußeren Rahmenbedingungen (z. B. früher Arbeitsstart oder späte Meetings) starke negative Einflussfaktoren auf die Schlafqualität, so könnte im Rahmen des Coachings auch evaluiert werden, inwieweit nach Rücksprache mit dem Arbeitgeber o. ä. eine Anpassung erfolgen kann, um die langfristige Gesundheit zu wahren.

- **Wann besteht das Leistungshoch/-tief?**
  Die Frage nach dem individuell wahrgenommenen Leistungshoch bzw. -tief ist durchaus sinnvoll, um eine Einschätzung zum Chronotyp geben zu können. Eine Auflistung der Hoch- und Tiefpunkte der körperlichen und geistigen Leistungsfähigkeit kann zudem bei der Planung des Tages und der Ruheperioden helfen.
- **Passt der Rhythmus zur persönlichen Leistungskurve?**
  Der Abgleich der individuell wahrgenommenen Leistungskurve mit dem persönlichen Tag- und Nachtrhythmus kann im Schlafcoaching dabei helfen, mit den Klienten Verbesserungen im Tagesverlauf herzustellen und so die individuelle Leistungskurve an tägliche Aufgaben anzupassen. Zudem können bewusst Ruheperioden eingebaut werden (z. B. Powernaps), wenn am Nachmittag/Abend bei Morgentypen höhere körperliche oder geistige Leistungen abgerufen werden müssen.

1.6   Schlaf und Regeneration

Der Schlaf nimmt eine zentrale Rolle in der psychischen und physischen Regeneration ein.

Die körperliche Erholung findet hauptsächlich während des Tiefschlafs statt, der Teil des Non-REM-Schlafs ist. In dieser Phase sinken Herzfrequenz und Blutdruck, was dem Herz-Kreislauf-System eine wohlverdiente Pause ermöglicht. Gleichzeitig erhöht sich die Durchblutung der Muskulatur, was die Reparatur und das Wachstum von Gewebe unterstützt. In dieser Phase werden auch Wachstumshormone ausgeschüttet, die eine Schlüsselrolle bei der Zellreparatur und -erneuerung spielen. Diese Hormone fördern die Regeneration von Muskelgewebe und die Heilung von Verletzungen, was besonders für Sportler und körperlich aktive Personen wichtig ist.

Zu Beginn der Schlafperiode wird die Körperkerntemperatur um 0,5 bis 1,0 Grad Celsius abgesenkt, Blutfluss, Atemfrequenz und Herzfrequenz reduzieren sich und auch unser Energieverbrauch sinkt signifikant ab. Mit zunehmender Reduktion der Hirnaktivität und dem damit einhergehenden reduzierten Energieverbrauch unserer Nervenzellen können sich v. a. in den Tiefschlafphasen die Energiespeicher im Gehirn wieder auffüllen. Aber auch die Energiespeicher in der Muskulatur, unseren Organen etc. können sich im Schlaf regenerieren. Sind die Energiespeicher ausreichend gefüllt, werden bestimmte Proteinkinasen aktiviert (z. B. AMPK), die in unserem Körper das Signal für anabole (aufbauende) Prozesse setzen. Hierzu zählt u. a. die Proteinsynthese (Aufbau von Proteinen), der Aufbau von Immunzellen sowie Haut- und Muskelzellen (Dworak et al. 2010; Hardie et al. 2012).

Während des Schlafs werden zudem zentrale Hormone für regenerative Prozesse freigesetzt. Hierzu zählt u. a. das Wachstumshormon („Growth Hormone", GH), welches v. a. für die Reparatur und das Wachstum unserer Zellen und des Gewebes relevant ist und v. a. während der 1. Nachthälfte in Verbindung mit den Tiefschlafphasen ausgeschüttet wird. Unzureichender Schlaf dagegen kann die nächtliche GH-Ausschüttung beeinflussen und auf die Tagesstunden verschieben (Brandenberger et al. 2000). Studien deuten darauf hin, dass auch Testosteron in Abhängigkeit vom Schlaf freigesetzt wird. Hierbei scheinen zirkadiane Einflüsse eine untergeordnete Rolle zu spielen, da der Testosteronspiegel während des Nachtschlafs in vergleichbarer Weise wie während eines Tagesschlafs ansteigt (Axelsson et al. 2005) und während der Wachphasen sinkt. Die Autoren schlussfolgern, dass gemäß den Studienergebnissen gesunde junge Männer unabhängig von der Tageszeit mit vergleichbaren Testosteronmengen während des Schlafs rechnen können, wenn sie ähnliche Schlafdauern erreichen. Auf der anderen Seite scheint bereits eine Nacht mit unzureichendem Schlaf (5 Std. Dauer) die Testosteronlevel um 10–15 % zu reduzieren (Leproult 2011). All dies deutet auf den anabolen Charakter des Schlafes hin.

1.7   Schlaf und körperliche Leistungsfähigkeit

Die beschriebenen regenerativen Effekte des Schlafes haben einen direkten Einfluss auf unsere körperliche Leistungsfähigkeit. Personen, die ausreichend und erholsam geschlafen haben, zeigten deutliche Verbesserungen in verschiedenen körperlichen und sportlichen Parametern:

- eine um 5–10 % verbesserte Schnelligkeit und Leistung im Sprint (Mah et al. 2011),
- ein um 20 % schnelleres Ausführen motorischer Bewegungen (Fullagar et al. 2015),
- eine um 42 % höhere Treffgenauigkeit beim Tennis (Reyner et al. 2013),
- eine um 10 % bessere Trefferquote beim Basketball (Mah et al. 2011).

Im Gegensatz zu den positiven Effekten eines guten Schlafs auf die körperlichen Leistungsparameter konnten auch zahlreiche Studien belegen, dass gestörter oder zu kurzer Schlaf die körperliche Leistungsfähigkeit reduziert. So zeigten Studien u. a.:

- eine bis zu 40 % geringere Ausdauerleistungsfähigkeit (Lopes et al. 2023),
- verschlechterte koordinative Fähigkeiten,
- ein um 65 % erhöhtes Verletzungsrisiko (Milewski et al. 2014).

Der direkte Zusammenhang zwischen dem Schlaf und der körperlichen Leistungsfähigkeit lässt sich sowohl auf physiologischer als auch psychologischer Ebene beschreiben.

Wie bereits beschrieben, führt ausreichend gesunder Schlaf dazu, dass die Regeneration und der Aufbau von Muskulatur und anderen Körperstrukturen vollständig ablaufen können. Dies setzt den Grundstein dafür, dass körperliche Aktivität optimal ausgeführt werden kann. Zusätzlich werden durch einen gesunden Schlaf hormonelle Parameter, die für die Aufrechterhaltung der körperlichen Leistungsfähigkeit wichtig sind, begünstigt. Hierzu zählen unter anderem die vermehrte Ausschüttung von Wachstumshormonen und Testosteron sowie die Reduktion von Cortisol. Auch unsere Psyche spielt eine wichtige Rolle für die Aufrechterhaltung unserer körperlichen Leistungsfähigkeit. Ausgeschlafene Personen können intensive Tätigkeiten länger ausüben und die sogenannte zentrale Ermüdung setzt später ein. Auch die Konzentrationsfähigkeit und Präzision in der Ausführung komplexer motorischer Fähigkeiten sind bei ausgeschlafenen Personen besser.

Um die positiven Effekte des Schlafs auf die körperliche Leistungsfähigkeit zu maximieren, sollten bestimmte Strategien befolgt werden. Dazu zählen die Einhaltung eines regelmäßigen Schlafrhythmus, die Schaffung einer schlaffördernden Umgebung und die Vermeidung von Koffein und elektronischen Geräten vor dem Schlafengehen. Auch kurze Nickerchen während des Tages können die Leistungsfähigkeit steigern, insbesondere wenn sie nach intensiven Trainingseinheiten eingelegt werden. Sportler sollten zudem darauf achten, dass sie ausreichend schlafen, besonders in Zeiten intensiven Trainings oder vor Wettkämpfen. Eine Schlafdauer von 7–9 h pro Nacht wird allgemein empfohlen, wobei individuelle Unterschiede berücksichtigt werden sollten.

Ein tieferes Verständnis der Zusammenhänge zwischen Schlaf und körperlicher Leistungsfähigkeit kann helfen, Strategien zur Optimierung des Schlafs zu entwickeln und die Bedeutung des Schlafs für die allgemeine Gesundheit und Leistungsfähigkeit zu betonen. In einer Welt, die oft von Schlafmangel geprägt ist, ist es wichtig, den Wert einer guten Nachtruhe zu erkennen und zu fördern.

1.8   Schlaf und Immunsystem

„Schlaf ist die beste Medizin!" Diesen Spruch haben wir häufig bereits in Kindestagen gehört. Und tatsächlich ist mittlerweile wissenschaftlich bewiesen, dass der Schlaf eine zentrale Rolle in der Funktionsweise unseres Immunsystems einnimmt.

Viele Infektionserkrankungen entstehen vor allem dadurch, dass Erreger wie Viren, Bakterien oder Parasiten in den Körper gelangen und sich dort vermehren und ausbreiten. Wenn der Erreger sich in seiner biologischen Umgebung wohlfühlt, beginnt er, sich zu vermehren (Inkubationsphase). Das kann binnen Stunden oder erst nach einigen Tagen erfolgen. Kann unser Immunsystem die Ausbreitung der Erreger nicht vorzeitig stoppen, kann die infizierte Person die ersten Krankheitssymptome zeigen. Unser Immunsystem wird in der Regel bei Infektionen und Erkrankungen aktiv. Es ist komplex aufgebaut und besteht u. a. aus Abwehrzellen, den sogenannten T-Zellen (oder auch T-Lymphozyten). Diese erkennen Erreger und schalten sie aus. Damit unsere T-Zellen optimal arbeiten können, zirkulieren sie im Blutkreislauf, suchen nach Erregern und haften an andere Zellen an (Adhäsion). Diese Adhäsionsfähigkeit ist wichtig, um an infizierte Zellen anzudocken und diese anschließend zu beseitigen. Studien haben gezeigt, dass schon 3 h weniger Schlaf pro Nacht die Adhäsionsfähigkeit der T-Zellen deutlich reduzieren und damit die Funktionsweise des Immunsystems schwächen (Dimitrov et al. 2019).

Neuere Studien deuten zudem darauf hin, dass der Schlaf die Fähigkeit der T-Zellen, in die Lymphknoten zu wandern, fördert. Dort wird anschließend die T-Zellen-Immunabwehr durch Präsentation von Antigenen – etwa nach einer Impfung – „geschult". Probanden zeigten in der Vergleichsnacht ohne Schlaf, dass die Wanderungsbereitschaft verschiedener T-Zell-Subpopulationen reduziert war (Martínez-Albert et al. 2024). Als entscheidende Faktoren für dieses Migrationsverhalten wurden die Hormone Prolaktin und das Wachstumshormon (GH) identifiziert. Dieser Zusammenhang hat eine große Relevanz für die Immunreaktion, welche z. B. nach Impfungen auftritt. Ist der Schlaf gestört oder reduziert, verringert sich die Antwort auf eine Impfung um bis zu 50 % (Spiegel et al. 2023). Zudem führt schlechter Schlaf zu einem 3-fach höheren Risiko für Erkrankungen (Cohen et al. 2009).

Neben dem direkten Einfluss unseres Schlafverhaltens auf unser Immunsystem kann chronischer Schlafentzug als ein unspezifischer chronischer Stresszustand verstanden werden, der mit niedergradigen systemischen Entzündungen und einer manifestierten Immunschwäche einhergeht, welche wiederum das Risiko für verschiedene Erkrankungen erhöhen können. Untersuchungen haben ergeben, dass Schlafmangel mit Entzündungsmarkern sowie einer Zunahme von Entzündungsmolekülen einhergeht – darunter Zytokine, Interleukin-6, C-reaktives Protein (ein Entzündungsmarker, der bei Menschen mit einem Risiko für Herzkrankheiten und Diabetes erhöht ist) und andere. Neben dem Schlaf sind zudem weitere Faktoren wichtig für die optimale Funktionsweise unseres Immunsystems. Hierzu zählen die richtige Ernährung und ausreichend Bewegung. Die Zufuhr von Vitaminen und Mineralstoffen vor dem Zubettgehen kann einen positiven Effekt auf die Stärkung des Immunsystems in der Nacht haben. Dieser Zusammenhang kann bei betroffenen Kundengruppen auch im Schlafcoaching bedacht werden. Hierauf gehen wir im Kapitel „Ernährung" näher ein.

Zusammenfassend lässt sich festhalten, dass während des Schlafs, insbesondere im Tiefschlaf, die Produktion von Zytokinen und Proteinen, die an der Immunantwort beteiligt sind, erhöht ist. Diese Proteine helfen dem Körper, Infektionen zu bekämpfen und Entzündungen zu reduzieren. Ein Mangel an Schlaf kann die Immunfunktion beeinträchtigen und die Anfälligkeit für Krankheiten erhöhen.

1.9   Schlaf und Gedächtnis

Neben der körperlichen Erholung ist der Schlaf entscheidend für die kognitiven Funktionen, insbesondere für das Gedächtnis. Das Gedächtnis umfasst verschiedene Prozesse, wie das Lernen neuer Informationen, deren Konsolidierung und das Abrufen bereits gespeicherter Erinnerungen. Viele wissenschaftliche Studien haben gezeigt, dass der Schlaf eine zentrale Rolle bei der Konsolidierung von Erinnerungen spielt, indem er die Verarbeitung und Stabilisierung neuer Informationen unterstützt.

Eine besondere Rolle in der Gedächtniskonsolidierung spielt die Tiefschlafphase. Während dieser Phase werden Informationen, die während des Tages gelernt wurden, vom Hippocampus in den Neokortex übertragen, wo sie langfristig gespeichert werden.

Der REM-Schlaf ist ebenfalls entscheidend für bestimmte Gedächtnisprozesse, insbesondere für die prozedurale Gedächtnisbildung, welche das Erlernen und Festigen motorischer Fähigkeiten und Fertigkeiten umfasst.

Während des REM-Schlafs finden intensive Träume statt, die als eine Art „Wiederholung" der gelernten Informationen dienen können. Diese Wiederholung hilft dabei, die Verbindungen zwischen Neuronen zu stärken, was das Abrufen der Informationen erleichtert. Die Gedächtniskonsolidierung während des Schlafs wird durch verschiedene neuronale Mechanismen unterstützt. Eine zentrale Rolle spielt dabei die synaptische Plastizität, also die Fähigkeit der Synapsen, ihre Stärke zu verändern. Diese Anpassungen erfolgen durch synaptische Potenzierung oder Depression. Das sind Prozesse, die die Effizienz der Signalübertragung zwischen Neuronen verändern. Während des Tiefschlafs werden synaptische Verbindungen reorganisiert, was die Speicherung neuer Informationen fördert.

Ein weiterer wichtiger Mechanismus ist die Aktivität der Schlafspindeln – kurzer Entladungsmuster („bursts") von Gehirnwellen, die im leichteren Non-REM-Schlaf (Einschlafphase) auftreten. Schlafspindeln sind mit einer Verstärkung der synaptischen Plastizität verbunden und korrelieren mit verbesserter Gedächtnisleistung. Forschungen haben gezeigt, dass Personen mit einer höheren Dichte von Schlafspindeln während des Non-REM-Schlafs tendenziell besser darin sind, neue Informationen zu behalten.

Das Verständnis der Verbindung zwischen Schlaf und Gedächtnis hat praktische Implikationen für das Lernen und die allgemeine kognitive Funktion. Eine ausreichende Schlafdauer und -qualität sind entscheidend für die optimale Gedächtnisfunktion. Schlafmangel hingegen kann zu erheblichen Beeinträchtigungen führen, einschließlich verminderter Gedächtniskonsolidierung und erhöhter Vergesslichkeit. Um den Schlaf und somit die Gedächtnisleistung zu optimieren, sollten bestimmte Schlafgewohnheiten beachtet werden. Dazu gehören die Einhaltung eines regelmäßigen Schlafrhythmus, eine schlaffördernde Umgebung und der Verzicht auf Koffein und elektronische Geräte vor dem Zubettgehen.

In eigenen Studien konnten wir zeigen, dass das Spielen von Computerspielen bei Kindern nicht nur die Einschlafzeit und Schlafqualität negativ beeinflusst, sondern auch die deklarative Gedächtnisleistung negativ beeinträchtigt (Dworak et al. 2007). Die schlechtere Gedächtnisleistung stand in enger Korrelation mit den Tiefschlafphasen, die ebenfalls nach den Computerspielphasen reduziert waren. Auf der anderen Seite können kurze Schlafphasen oder Nickerchen, insbesondere nach intensivem Lernen, die Konsolidierung von Erinnerungen unterstützen.

Zusammenfassend lässt sich demnach festhalten, dass der Schlaf unverzichtbar für die Gedächtnisfunktion und das Lernen ist, da durch die verschiedenen Schlafstadien und die damit verbundenen neuronalen Mechanismen die Konsolidierung von Erinnerungen gefördert und die langfristige

Speicherung von Informationen ermöglicht wird. Das grundlegende Verständnis dieser Prozesse kann auch im Schlafcoaching dabei helfen, Strategien zur Verbesserung der Gedächtnisleistung zu entwickeln und die Bedeutung des Schlafs für die kognitive Gesundheit zu unterstreichen.

1.10 Der Schönheitsschlaf – Fakt oder Mythos?

Der Schönheitsschlaf wird nicht nur in den Medien und dem allgemeinen Sprachgebrauch kommuniziert. Auch die Wissenschaft hat den Zusammenhang zwischen unserem äußeren Erscheinungsbild und unserem Schlafverhalten vielfach untersucht.

Zunächst gehen wir darauf ein, was wir unter Schönheit überhaupt im klassischen Sinne verstehen. Die menschliche Schönheit hängt maßgeblich mit der äußeren Erscheinung, also der visuellen Wahrnehmung des Körpers, zusammen und bleibt letztendlich eine subjektive Wahrnehmung des Betrachters. Die folgenden Merkmale bilden die Grundlage der äußeren Erscheinung und damit einen möglichen Maßstab der Schönheit.

Schönheitsmerkmale

- Körperform, abhängig von Gewicht, Muskulatur, Fett- und Bindegewebe
- Haut, abhängig von Reinheit, Straffheit, Elastizität, Teint
- Haare/Behaarung, abhängig von Farbe, Struktur, Strapazierbarkeit, Schnitt
- Nägel, abhängig von Struktur, Stabilität

Als „schön" gelten diese Merkmale meist dann, wenn sie gesund und gepflegt sind und ihre natürliche Aufgabe optimal erfüllen. Haut und Nägel schützen den Körper zum Beispiel vor äußeren Einflüssen, und das Bindegewebe hat die Aufgabe, eine elastische Stabilität und Belastbarkeit innerhalb des Körpers und Bewegungsapparates zu sichern.

Unzureichender Schlaf kann den Zustand dieser Körperbereiche beeinflussen und damit unweigerlich dazu beitragen, dass auch das Aussehen sich verändert. Klassische sichtbare Müdigkeitszeichen wie Blässe und Augenringe sind daher weitgehend bekannt. Dass der Schlaf eine entscheidende Rolle für ein schönes Äußeres spielt, ist aber auch aus wissenschaftlicher Sicht nicht von der Hand zu weisen.

Zahlreiche Studien zeigen: Guter Schlaf verhilft zu mehr Attraktivität, einer langsameren Hautalterung und einer positiveren zwischenmenschlichen

Wahrnehmung als schlechter oder unzureichender Schlaf (Axelsson et al. 2010). Anhaltender Schlafmangel stört die natürlichen Erholungsprozesse, welche die Funktion der Haut, Haare, Nägel und Gewebestrukturen sichern. Wenn sich die Schönheitsmerkmale also nicht optimal regenerieren, verschlechtert sich auch die Selbst- und Fremdeinschätzung der Attraktivität (Oyetakin-White et al. 2015).

1.10.1 Haut und Schlaf

Aufbau und Funktion der Haut
Die Haut zählt zu den wichtigsten Organen unseres Körpers und bildet die Grundlage für ein gepflegtes äußeres Erscheinungsbild. Sie bedeckt die gesamte Körperoberfläche, ist ein wichtiges Sinnesorgan und stellt eine lebensnotwendige Schutzbarriere dar, die den Körper vor zahlreichen schädlichen Einflüssen schützt, wie Licht und UV-Strahlung, Hitze, Kälte, Verletzungen und Infektionen. Je nach Tageszeit und Beanspruchung schwanken der Feuchtigkeitsgehalt, der pH-Wert und die Temperatur der Haut sowie die Aktivität der darin befindlichen Talg- und Schweißdrüsen. In den regenerativen Phasen des Schlafs erholt sie sich von den schädlichen Einflüssen des Alltags.

Die Haut besteht aus 3 übereinanderliegenden Hautschichten. Diese erfüllen jeweils unterschiedliche Funktionen, die nicht nur nach außen hin, sondern auch innerhalb des Körpers entscheidend für die Gesundheit sind.

1 – Epidermis (Oberhaut)
Die Epidermis besteht zum größten Teil aus einer Hornschicht und bildet die oberste Schutzbarriere der Haut. Sie ist hauptverantwortlich für die Abwehr schädlicher Stoffe und Krankheitserreger und bietet zudem einen mechanischen Schutz vor Schädigungen durch Stöße, Schnittwunden oder Schläge.

2 – Dermis (Lederhaut)
Die unter der Epidermis (Oberhaut) befindliche Dermis (Lederhaut) besteht hauptsächlich aus kollagenhaltigen Bindegewebsfasern, die für die Elastizität und Straffheit verantwortlich sind. In der Dermis befinden sich zudem viele Blut- und Lymphgefäße, die Talg- und Schweißdrüsen sowie zahlreiche Nervenfasern, Gefäße und Muskelzellen.

3 – Subcutis (Unterhaut)
Die letzte Hautschicht setzt sich aus lockerem Binde- und Fettgewebe zusammen und grenzt die Haut im Körperinneren von weiterem Gewebe ab.

1.10.2   Hautalterung und Schlaf

Mit fortschreitendem Alter treten viele Veränderungen auf ganz natürliche Weise ein und werden unter dem Begriff der „Hautalterung" beschrieben. So beginnt zum Beispiel die körpereigene Kollagenproduktion bereits ab dem 25. Lebensjahr stetig zu sinken. Wie schnell die Haut letztendlich altert, hängt auch von der Genetik, der täglichen Ernährung und dem eigenen Lebensstil ab. Anhaltender Schlafmangel führt allerdings nachweislich zu einer Beschleunigung dieser Alterungsprozesse, weil die Funktionen der einzelnen Hautschichten gestört werden. Bei unzureichendem Schlaf verliert die Haut an Spannkraft, Elastizität, Stützkraft und Feuchtigkeit. Sie wirkt zunehmend blass und fahl, es kann vermehrt zu dunklen Verfärbungen kommen (Augenringe). Die Augenlider und Mundwinkel hängen herab, es entstehen Linien und Falten, die Poren verstopfen und es kommt vermehrt zu Unreinheiten. Zudem leidet auch die Funktion der Abwehr- und Schutzbarriere, wodurch die Haut anfälliger wird für Verletzungen und Schädigungen äußerer Einflüsse.

1.10.3   Die Bedeutung von Schlaf für die Haut

Tagsüber ist die Haut zahlreichen Umwelteinflüssen ausgesetzt, sodass der Feuchtigkeitsgehalt, der pH-Wert, die Temperatur und die Aktivität der Talg- und Schweißdrüsen, die sich in der mittleren Hautschicht befinden, je nach Tageszeit und Beanspruchung schwanken. In der Nacht bleiben diese Belastungen aus und die Talgdrüsenaktivität sinkt.

Die Tiefschlafphasen kurz nach dem Einschlafen sind von großer Bedeutung, denn in dieser Zeit sind die körpereigenen Reparatursysteme besonders aktiv und es werden wichtige Wachstumshormone ausgeschüttet. Die sogenannten Human Growth Hormones (HGH) sind an fast allen Funktionen im menschlichen Körper beteiligt, steuern die Zellerneuerung, die Enzymproduktion und helfen beim Aufbau von Bindegewebe. Je besser die Schlafqualität, desto mehr HGH können abgegeben werden.

Auch die körpereigene Kollagenproduktion läuft in den Tiefschlafphasen auf Hochtouren. So wird die Zellerneuerung in Muskeln und Bindegewebe vorangetrieben, alte Zellen abgebaut, beschädigte Zellen repariert. Schädliche Stoffe und Abbauprodukte wie Säuren, Gifte und Schlackstoffe werden neutralisiert und abtransportiert sowie neue Zellen aufgebaut. In der Nacht wird die Haut zudem besser durchblutet, sodass der Stoffwechsel verbessert wird, die Hautzellen effektiver mit Nährstoffen und Sauerstoff versorgt werden und der Abtransport schädlicher Stoffe beschleunigt wird.

Neue Untersuchungen von Rusanova et al. (2019) gehen außerdem davon aus, dass auch das Schlafhormon Melatonin die Haut positiv beeinflussen kann. Melatonin funktioniert als Antioxidans und ist damit in der Lage, sogenannte freie Radikale im Körperinneren zu neutralisieren und die Zellen vor Schädigungen dieser aggressiven Stoffe und Stress zu schützen. Zudem wirkt es positiv auf die Kollagenproduktion und kann dazu beitragen, die Haut vor UV-Strahlung und dadurch entstandene Schäden wie Falten oder Pigmentflecken zu schützen.

Coachingtipps: Wie kann man den „Schönheitsschlaf" optimieren?

Um den Schönheitsschlaf zu optimieren, muss zunächst die natürliche regenerative Funktion des Schlafs gesichert werden. Eine ausreichende Schlafdauer und entsprechende Schlafqualität sind daher grundlegend.

Genügend Tiefschlaf

Im Tiefschlaf finden die wichtigsten Erholungs- und Aufbauprozesse statt. Es empfiehlt sich daher, Schlafunterbrechungen vorzubeugen und die Regeln der Schlafhygiene zu erlernen, um eine regelmäßige Schlafdauer mit gesunder Schlafstruktur zu unterstützen.

Reinigung und Pflege

Tagsüber kommen die äußeren Körperbereiche mit unzähligen unterschiedlichen Einflüssen in Kontakt – von Sonnenlicht, trockener oder feuchter Luft, Pflegecremes bis zu Schmutz, Bakterien oder extremen Temperaturen. Vor dem Zubettgehen sollte mindestens die empfindliche Haut im Gesicht und Hals-Dekolleté-Bereich ausgiebig gereinigt und von schädlichen Ablagerungen befreit werden. Die Haare können zum Schutz vor Haarbruch und Spliss in einen lockeren Zopf weggebunden werden. Nährende Nachtcremes oder -masken versorgen von außen mit wertvollen Fetten und Nährstoffen, die während der nächtlichen Regeneration benötigt werden.

Kissenbezüge

Bei Kissen- und Bettwäschebezügen aus natürlichen Materialien mit glatten Oberflächen wie Seide oder Satin ist die Reibungskraft für Haut und Haare geringer als bei Stoffen mit strukturierter oder aufgerauter Oberfläche. Sie schonen daher die Haut- und Haarstrukturen vor mechanischen Schäden, die beim Aufliegen auf das Kissen entstehen können. Ein Verzicht auf synthetische Stoffe und die Wahl hochwertiger organischer Materialien schützen zudem vor Hautreizung und Austrocknung.

Nährstoffe

Bei der Reparatur und dem Aufbau von gesunden, kräftigen Zellstrukturen spielen Mikronährstoffe eine wichtige Rolle. Mineralstoffe, Vitamine und viele andere sind für den Stoffwechsel unabdingbar, werden als Bausteine für Gewebestrukturen benötigt oder schützen die Körperzellen vor oxidativem Stress. Um die protektiven und metabolischen Vorgänge in den Haut-, Haar- oder Bindegewebszellen zu unterstützen, müssen die Nährstoffe im Körper zur Verfügung stehen, wenn sie benötigt werden. Um Mangelzustände auszugleichen und einen einwandfreien Ablauf der entsprechenden Prozesse zu unterstützen, kann es durchaus helfen, am Abend vor dem Zubettgehen noch einmal eine bestimmte Menge wichtiger Nährstoffe zu sich zu nehmen. Dazu zählen insbesondere antioxidative Stoffe, wie bestimmte Vitamine (A, C, D, E), essenzielle (Omega-3-)Fettsäuren oder auch Proteine (z. B. Kollagen) (Schagen et al. 2012).

Melatonin

Ein hoher Tageslichtkonsum fördert die Melatoninproduktion und wirkt positiv auf den Stoffwechsel. So lässt sich der Schlaf selbst, aber auch die nächtliche Reparatur der Hautzellen unterstützen und die Zellen vor Schädigungen durch oxidativen Stress, Zellgifte oder Abfallprodukte schützen – was die Effizienz des Schönheitsschlafs verbessert (Slominski et al. 2008).

Fazit

Der Schlaf ist auch für Haut, Haare oder Nägel, die als Hauptmerkmale der äußeren Erscheinung gelten, die zentrale Erholungsperiode und damit unabdinglich, um sie intakt und gesund zu halten. Ein gesundes und gepflegtes Äußeres lässt sich demnach durch bestimmte Verhaltensweisen vor und nach dem Zubettgehen sowie die Förderung eines erholsamen Schlafes unterstützen.

Praxisübungen Fallbeispiele

Das folgende Fallbeispiel beschreibt eine klassische Problemstellung im Schlafcoaching. Mache dir gerne, nachdem du dich mit dem Hintergrund vertraut gemacht hast, eigenständig Gedanken, wie du in diesem Fall vorgehen würdest.

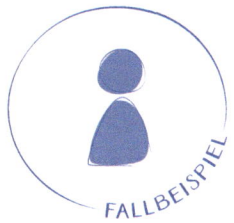

Fallbeispiel 1

Schlafstörungen im Arbeitsalltag

Anna, eine 28-jährige Marketingmanagerin, hat seit etwa einem Jahr mit Schlafproblemen zu kämpfen. Sie kann zwar einschlafen, wacht jedoch häufig mitten in der Nacht auf und bleibt für längere Zeit wach. Anna fühlt sich morgens oft müde und hat Schwierigkeiten, sich auf ihre Arbeit zu konzentrieren. Zudem klagt sie über gelegentliche Kopfschmerzen. Sie führt ein aktives Leben, treibt regelmäßig Sport und achtet auf eine ausgewogene Ernährung. Trotz dieser gesunden Gewohnheiten hat sie Schwierigkeiten, einen erholsamen Schlaf zu finden. Anna hat sich deshalb entschlossen, einen Schlafcoach zu konsultieren.

Ziele der Coachingsession

1. Durchschlafprobleme überwinden: Anna möchte ihre nächtlichen Wachphasen reduzieren und durchschlafen können.
2. Schlafqualität verbessern: Sie strebt einen tieferen und erholsameren Schlaf an.
3. Gesundheitsbewusstsein stärken: Anna möchte ihre allgemeinen Gesundheitsgewohnheiten überprüfen und optimieren.

Ablauf der Session

1. Anamnese und Problemanalyse
   Der Schlafcoach beginnt mit einer ausführlichen Anamnese. Er fragt Anna nach ihrem typischen Tagesablauf, ihren Schlafgewohnheiten und möglichen Auslösern für ihre Schlafprobleme. Anna berichtet, dass sie oft gegen 2 Uhr nachts aufwacht und dann Schwierigkeiten hat, wieder einzuschlafen. Sie erwähnt auch, dass sie häufig über berufliche und persönliche Angelegenheiten nachdenkt, was ihre Gedanken in der Nacht kreisen lässt.

2. Analyse der Schlafumgebung und -gewohnheiten

Der Coach geht auf Annas Schlafumgebung ein und stellt fest, dass sie ihr Handy als Wecker nutzt und es auf dem Nachttisch liegen lässt. Außerdem spricht sie oft vor dem Schlafengehen noch mit Freunden über WhatsApp, was ihre Gedanken aktiv hält. Der Coach erklärt die Bedeutung einer ruhigen und dunklen Schlafumgebung sowie den Einfluss von Blaulicht auf den Schlaf.

3. Einführung in Achtsamkeit und kognitive Techniken

Der Coach führt Anna in Techniken der Achtsamkeit und kognitiven Umstrukturierung ein, um ihr zu helfen, ihre nächtlichen Grübeleien zu reduzieren. Er erklärt, wie sie negative Gedanken durch positive oder neutrale Gedanken ersetzen kann. Zusätzlich lernt Anna die „4–7–8-Atemtechnik", um sich zu entspannen und schneller wieder einzuschlafen.

4. Entwicklung einer personalisierten Schlafstrategie

Zusammen entwickeln Anna und der Coach einen Plan, der Folgendes umfasst:

- Festgelegte Schlafenszeiten: Anna soll versuchen, um 23:00 Uhr ins Bett zu gehen und um 6:30 Uhr aufzustehen, um einen regelmäßigen Schlafrhythmus zu fördern.
- Nachtprotokoll: Anna führt ein Tagebuch, in dem sie ihre Gedanken und Gefühle vor dem Schlafengehen notiert, um den Kopf freizubekommen.
- Entspannungsübungen: Ein Ritual aus Atemübungen und leichten Dehnübungen vor dem Schlafengehen.
- Handy außerhalb des Schlafzimmers: Sie soll ihr Handy in einem anderen Raum aufladen, um Ablenkungen zu vermeiden.

Lösungsansatz und Empfehlungen

Der Coach empfiehlt, diese neuen Routinen für mindestens 3 Wochen konsequent umzusetzen und die Fortschritte zu notieren. Er schlägt vor, dass Anna auch tagsüber auf ausreichende Pausen achtet und kleine Entspannungseinheiten einbaut, um den allgemeinen Stresslevel zu senken. Zudem wird sie ermutigt, eine feste Routine zu entwickeln, die ihr hilft, den Tag ruhig und geordnet zu beginnen. Am Ende der Session fasst der Coach die wichtigsten Punkte zusammen und gibt Anna ein Gefühl der Zuversicht, dass sie ihre Schlafprobleme durch die neuen Strategien in den Griff bekommen kann. Sie vereinbaren ein Nachfolgegespräch in 3 Wochen, um die

Fortschritte zu besprechen und gegebenenfalls Anpassungen vorzunehmen. Anna verlässt die Session motiviert und bereit, die vorgeschlagenen Maßnahmen umzusetzen.

Literatur

Acuña-Castroviejo D, Martín M, Macías M, Escames G, León J, Khaldy H, Reiter RJ (2001 Mar) Melatonin, mitochondria, and cellular bioenergetics. J Pineal Res 30(2):65–74

Axelsson J, Ingre M, Akerstedt T, Holmbäck U (2005 Aug) Effects of acutely displaced sleep on testosterone. J Clin Endocrinol Metab 90(8):4530–4535

Axelsson J, Sundelin T, Ingre M, Van Someren EJ, Olsson A, Lekander M (2010 Dec) Beauty sleep: experimental study on the perceived health and attractiveness of sleep deprived people. BMJ 14(341):c6614. https://doi.org/10.1136/bmj. c6614.PMID:21156746;PMCID:PMC3001961

Basheer R, Strecker RE, Thakkar MM, McCarley RW (2004) Adenosine and sleep-wake regulation. Prog Neurobiol 73:379–396

Benington JH, Heller HC (1995) Restoration of brain energy metabolism as the function of sleep. Prog Neurobiol 45:347–360

Brandenberger G, Gronfier C, Chapotot F, Simon C, Piquard F (2000 Oct 21) Effect of sleep deprivation on overall 24 h growth-hormone secretion. Lancet 356(9239)

Cohen S, Doyle WJ, Alper CM, Janicki-Deverts D, Turner RB (2009 Jan 12) Sleep habits and susceptibility to the common cold. Arch Intern Med 169(1):62–67

Cowan E, Liu A, Henin S, Kothare S, Devinsky O, Davachi L (2020 Feb 26) Sleep spindles promote the restructuring of memory representations in ventromedial prefrontal cortex through enhanced hippocampal-cortical functional connectivity. J Neurosci 40(9): 1909–1919

Dimitrov S, Lange T, Gouttefangeas C, Jensen ATR, Szczepanski M, Lehnnolz J, Soekadar S, Rammensee HG, Born J, Besedovsky L (2019 Mar 4) Galpha(s)-coupled receptor signaling and sleep regulate integrin activation of human antigen-specific T cells. J Exp Med 216(3):517–526

Dworak M, Diel P, Voss S, Hollmann W, Strüder HK (2007) Intense exercise increases adenosine concentrations in rat brain: implications for a homeostatic sleep drive. Neuroscience 150:789–795

Dworak M, Schierl T, Bruns T, Strüder HK (2007 Nov) Impact of singular excessive computer game and television exposure on sleep patterns and memory performance of school-aged children. Pediatrics 120(5):978–985

Dworak M, McCarley RW, Kim T et al (2010) Sleep and brain energy levels: ATP changes during sleep. J Neurosci 30(26):9007–9016

Finger AM, Jäschke S, Del Olmo M, Hurwitz R, Granada AE, Herzel H, Kramer A (2021 Jul 23) Intercellular coupling between peripheral circadian oscillators by TGF-β signaling. Sci Adv. 7(30)

Fullagar HH, Skorski S, Duffield R, Hammes D, Coutts AJ, Meyer T (2015 Feb) Sleep and athletic performance: the effects of sleep loss on exercise performance, and physiological and cognitive responses to exercise. Sports Med 45(2):161–186

Hardeland R (2010) Melatonin metabolism in the central nervous system. Curr Neuropharmacol 8(3):168–181

Hardie DG, Ross FA, Hawley SA (2012) AMPK: a nutrient and energy sensor that maintains energy homeostasis. Nat Rev Mol Cell Biol 13:251–262

Klinzing JG, Niethard N, Born J (2019 Oct) Mechanisms of systems memory consolidation during sleep. Nat Neurosci 22(10):1598–1610

Leach S, Krugliakova E, Sousouri G, Snipes S, Skorucak J, Schühle S, Müller M, Ferster ML, Da Poian G, Karlen W, Huber R (2024) Acoustically evoked K-complexes together with sleep spindles boost verbal declarative memory consolidation in healthy adults. Sci Rep 19:14(1)

Leproult R, Van Cauter E (2011 Jun 1) Effect of 1 week of sleep restriction on testosterone levels in young healthy men. JAMA 305(21):2173–2174

Lopes TR, Pereira HM, Bittencourt LRA, Silva BM (2023 Jul) How much does sleep deprivation impair endurance performance? A systematic review and meta-analysis. Eur J Sport Sci 23(7):1279–1292

Mah CD, Mah KE, Kezirian EJ, Dement WJ (2011 Jul 1) The effects of sleep extension on the athletic performance of collegiate basketball players. Sleep 34(7):943–950

Martínez-Albert E, Lutz ND, Hübener R, Dimitrov S, Lange T, Born J, Besedovsky L (2024 May) Sleep promotes T-cell migration towards CCL19 via growth hormone and prolactin signaling in humans. Brain Behav Immun 118:69–77

Melhuish Beaupre LM, Brown GM, Gonçalves VF, Kennedy JL (2021 Jun 2) Melatonin's neuroprotective role in mitochondria and its potential as a biomarker in aging, cognition and psychiatric disorders. Transl Psychiatry 11(1):339

Milewski MD, Skaggs DL, Bishop GA, Pace JL, Ibrahim DA, Wren TA, Barzdukas A (2014 Mar) Chronic lack of sleep is associated with increased sports injuries in adolescent athletes. J Pediatr Orthop 34(2):129–133

Ngo HV, Seibold M, Boche DC, Mölle M, Born J (2019) Insights on auditory closed-loop stimulation targeting sleep spindles in slow oscillation up-states. J Neurosci Methods 316:117–124

Oyetakin-White P, Suggs A, Koo B, Matsui MS, Yarosh D, Cooper KD, Baron ED (2015 Jan) Does poor sleep quality affect skin ageing? Clin Exp Dermatol 40(1):17–22. https://doi.org/10.1111/ced.12455. Epub 2014 Sep 30 PMID: 25266053

Porkka-Heiskanen T, Strecker RE, Thakkar M, Bjorkum AA, Greene RW, McCarley RW (1997) Adenosine: a mediator of the sleep-inducing effects of prolonged wakefulness. Science 276:1265–1268

Reyner LA, Horne JA (2013 Aug) Sleep restriction and serving accuracy in performance tennis players, and effects of caffeine. Physiol Behav 15(120):93–96

Rho YA, Sherfey J, Vijayan S (2023 Jan 18) Emotional memory processing during REM sleep with implications for post-traumatic stress disorder. J Neurosci 43(3):433–446

Rusanova I, Martínez-Ruiz L, Florido J, Rodríguez-Santana C, Guerra-Librero A, Acuña-Castroviejo D, Escames G (2019 Oct 8) Protective effects of melatonin on the skin: future perspectives. Int J Mol Sci 20(19):4948. https://doi.org/10.3390/ijms20194948.PMID:31597233;PMCID:PMC6802208

Schagen SK, Zampeli VA, Makrantonaki E, Zouboulis CC (2012 Jul 1) Discovering the link between nutrition and skin aging. Dermatoendocrinol. 4(3):298–307. https://doi.org/10.4161/derm.22876.PMID:23467449;PMCID:PMC3583891

Slominski A, Tobin DJ, Zmijewski MA, Wortsman J, Paus R (2008 Jan) Melatonin in the skin: synthesis, metabolism and functions. Trends Endocrinol Metab 19(1):17–24. https://doi.org/10.1016/j.tem.2007.10.007. Epub 2007 Dec 26 PMID: 18155917

Spiegel K, Rey AE, Cheylus A, Ayling K, Benedict C, Lange T, Prather AA, Taylor DJ, Irwin MR, Van Cauter E (2023 Mar 13) A meta-analysis of the associations between insufficient sleep duration and antibody response to vaccination. Curr Biol 33(5):998–1005

Teil I

Haben wir das Schlafen verlernt?

2

Veränderte Gesellschaft

In den letzten Jahren hat sich unsere Gesellschaft in vielen Aspekten des Lebensstils signifikant verändert. Diese Veränderungen betreffen unter anderem den Medienkonsum, das Ernährungsverhalten, das Bewegungsverhalten und das Schlafverhalten. Diese Entwicklungen bieten sowohl Herausforderungen als auch Chancen. Während der erhöhte Medienkonsum und Bewegungsmangel gesundheitliche Risiken bergen, gibt es gleichzeitig einen positiven Trend zu einer bewussteren Ernährung und einem aktiveren Lebensstil. Da all diese Verhaltensweisen sowohl einen positiven als auch einen negativen Einfluss auf das Schlafverhalten haben können, ist eine nähere Betrachtung dieser im Rahmen eines Schlafcoachings von Bedeutung. Verhaltensweisen können einen direkten Einfluss auf das Schlafverhalten haben. Nachfolgend gehen wir kurz auf diese ein.

2.1 Schlafverhalten

Trotz des enormen Erkenntnisgewinns in den letzten Jahren zur Wichtigkeit des Schlafs steigt die Zahl der akuten Schlafstörungen. Laut aktuellen Befragungen berichten 43 % der Deutschen, innerhalb der letzten 12 Monate unter Schlafstörungen gelitten zu haben (Statista 2023). Auch die empfohlene Schlafdauer von 7–8 h pro Nacht wird nur von ungefähr der Hälfte der Befragten eingehalten. Dagegen schlafen 44 % unter 6 h pro Nacht (Statista 2021).

© Der/die Autor(en), exklusiv lizenziert an Springer-Verlag GmbH, DE, ein Teil von Springer Nature 2025
M. Dworak und A. Steiner, *Schlafcoaching*, https://doi.org/10.1007/978-3-662-70386-1_2

Das veränderte Schlafverhalten steht oft im Zusammenhang mit dem zunehmenden Medienkonsum und dem allgemeinen „ungesünderen" Lebensstil. Die ständige Nutzung von elektronischen Geräten, insbesondere vor dem Schlafengehen, kann den Schlaf-Wach-Rhythmus stören und die Fähigkeit beeinträchtigen, schnell einzuschlafen und durchzuschlafen.

Der Druck, ständig erreichbar zu sein, und die Fülle an Informationen und Unterhaltungsmöglichkeiten rund um die Uhr führen dazu, dass viele Menschen weniger schlafen als empfohlen.

Die Bedeutung von ausreichendem und qualitativ hochwertigem Schlaf für die Gesundheit und das Wohlbefinden wird jedoch zunehmend in unserer Gesellschaft erkannt. Schlaftracking-Apps und -Geräte, die dabei helfen können, die Schlafgewohnheiten zu überwachen und zu verbessern, werden immer populärer. Es gibt auch eine wachsende Bewegung hin zu Achtsamkeit und Entspannungstechniken, die helfen sollen, den Geist zu beruhigen und die Schlafqualität zu verbessern.

Die meisten akuten Ein- und Durchschlafstörungen sind stressbedingter Natur, Ursachen einer mangelnden Abendroutine oder getriggert durch einen ungesunden Lifestyle. Zunehmender Medienkonsum, mangelnde Bewegung und inadäquate Ernährungsgewohnheiten werden als Ursachen immer häufiger. Wir gehen kurz auf diese einzelnen Ursachen ein, da eine genaue Betrachtung dieser im Schlafcoaching zunehmend an Bedeutung gewinnt und in der Ursachenbekämpfung von Ein- und Durchschlafstörungen auch im Schlafcoaching immer wichtiger wird.

2.2 Medienkonsum

Der Konsum von digitalen Medien ist in den letzten Jahren enorm gestiegen.

83 % der Männer und 69 % der Frauen sind zu privaten Zwecken fast immer online (TK-Studie Digitalkompetenz 2021). Mit dem Aufstieg der Digitalisierung und der Verbreitung von Smartphones und Tablets hat sich die Art und Weise, wie Menschen Medien konsumieren, grundlegend verändert. Traditionelle Medien wie Fernsehen, Radio und Printmedien haben an Bedeutung verloren, während digitale Plattformen wie Streamingdienste, soziale Medien und On-Demand-Content immer mehr an Bedeutung gewinnen. Der durchschnittliche tägliche Medienkonsum hat durch diese neuen Möglichkeiten zugenommen. Menschen verbringen mehr Zeit online, sei es durch das Scrollen durch soziale Medien oder das Konsumieren von Serien, Filmen und Onlinenachrichten. Diese Entwicklung hat auch Auswirkungen

auf die Art und Weise, wie Informationen aufgenommen und verarbeitet werden. Gerade Medien mit schnell wechselndem Content und einer hohen Reizdichte (z. B. TikTok) gewinnen bei jüngeren Zielgruppen zunehmend an Bedeutung. Die an die visuellen Reize gekoppelte Dopaminausschüttung verlängert einerseits die Medienzeit, führt aber auch zu Veränderungen der Aufmerksamkeitsspanne. Studien zeigen, dass sich die Aufmerksamkeitsspanne verkürzt, und es zunehmend schwieriger wird, sich auf längere Texte oder Inhalte zu konzentrieren. Die ständige Verfügbarkeit von Informationen und Unterhaltung führt zudem zur Entstehung einer „Always-on"-Kultur, in der viele Menschen das Gefühl haben, ständig erreichbar und informiert sein zu müssen. Dies hat nachgewiesen auch direkte Konsequenzen für unser Schlafverhalten. Stress und innere Anspannung sind einer der häufigsten Gründe für akute Ein- und Durchschlafstörungen. Bedenken wir, dass der Schlaf eine Ruhephase für unser Gehirn darstellt und in den Stunden vor dem Zubettgehen primär Aktivitäten erfolgen sollten, die einen entspannenden Charakter haben, haben viele Medien hier einen gegenläufigen Effekt. Der Konsum von digitalen Medien kann sich auf Schlafdauer und Schlafqualität auswirken. Es wird daher empfohlen, die Bildschirmzeit mindestens eine Stunde vor dem Zubettgehen zu beenden und digitale Geräte nicht mit ins Schlafzimmer zu nehmen.

Ungefähr 70 % von uns nutzen das Mobiltelefon sowohl vor dem Zubettgehen als auch im **Bett** liegend vor dem Einschlafen. Studien zeigen, dass dieses Verhalten den Schlaf stark stören kann (Höhn et al. 2021). Die Nutzung von Smartphones vor dem Schlaf führt dazu, dass man später das Licht ausmacht, länger braucht, um einzuschlafen, der Tiefschlafanteil sich reduziert und man nachts häufiger aufwacht. Aber auch das Lesen eines Textes auf einem Smartphone anstatt in einem Buch macht einen signifikanten Unterschied. Das Lesen eines Textes auf dem Smartphone verringert die subjektive Schläfrigkeit. Auch der Spiegel des Stresshormons Cortisol ist am Morgen nach dem abendlichen Lesen auf dem Smartphone erhöht, was zu einer verringerten Cortisol-Wachreaktion am Morgen führt. Das bedeutet, dass der natürliche Aufwachprozess beeinträchtigt ist und den Personen das Aufstehen schwerer fällt. Lesen wir dagegen ein Buch, ist der abendliche Melatoninspiegel und die nächtliche Vasodilatation (Erweiterung der Blutgefäße) erhöht, was wiederum einen positiven Einfluss auf unsere Temperaturregulation und den gesamtheitlichen Schlafverlauf hat.

Im Rahmen des Schlafcoachings sollte ein ganzheitlicher gesundheitsbezogener Ansatz angewendet werden. Neben der gesunden Abendroutine sollte auch auf eine entspannte Morgenroutine hingewiesen werden, da ein guter Nachtschlaf auch durch negative morgendliche Aktivitäten seinen Wert für die Tagesleistungsfähigkeit verlieren kann.

Ein Beispiel ist hier u. a. der Smartphone-Konsum am Morgen nach dem Aufstehen. Dieser bringt ähnlich wie der Medienkonsum vor dem Zubettgehen negative Konsequenzen mit sich.

Erschreckenderweise greifen 77 % der Smartphone-Benutzer in den ersten 20 min nach dem Aufstehen nach dem Smartphone (Statista 2022), über 50 % sogar innerhalb der ersten 5 min! Dies kann verheerende Folgen für unsern Tagesverlauf haben. **Unser Gehirn ist direkt nach dem Aufwachen extrem leistungsschwach.** Dies liegt daran, dass sich unsere neuronale Aktivität am Morgen nach dem Schlaf, welche in vereinzelten Hirnregionen immer noch eine Delta-Aktivität zeigt, über einen Dämmerzustand (Theta-Bereich) und einen entspannten Wachzustand (Alpha-Bereich), in dem noch nicht alle Informationen direkt verarbeitet werden können, in ein vollständig waches Beta-Stadium bewegen muss.

Wenn wir unser Smartphone direkt nach dem Aufwachen verwenden, können aufgrund der verstärkten Reizeinwirkung die ruhigen Delta- oder Theta-Bereich übersprungen werden und wir bewegen uns direkt in den hochaktiven Beta-Zustand. Dies löst unnötigen Stress in unserem Gehirn aus. Auch werden mit diesen morgendlichen medialen Stimulationen vermehrte Angstzustände, Irritationen und Unproduktivität während des Tages in Verbindung gebracht.

Zudem wird der Dopamin-Haushalt durcheinandergebracht, man ist über den Tag hinweg abgelenkter und verliert schneller den Fokus.

Es wird daher empfohlen, die ersten 30 bis 60 min nach dem Aufstehen zu warten, bevor man mit dem Handykonsum anfängt. Dies sollte auch im Rahmen des Schlafcoachings beachtet werden. Der Tag sollte mit ruhigen Routinen und entspannten Aktivitäten, die selbst kontrolliert werden können, begonnen werden.

Neben den Medieninhalten und der Nutzungsdauer wird auch der Effekt von Blaulicht auf den Schlaf vielfältig diskutiert. Blaulicht, das vor allem von Bildschirmen elektronischer Geräte wie Smartphones, Tablets und Computern ausgestrahlt wird, soll erhebliche Auswirkungen auf den Schlaf haben, indem es die körpereigene Melatoninproduktion unterdrückt, wodurch das Einschlafen erschwert und die Schlafqualität verringert wird.

Schauen wir uns das auf wissenschaftlicher Basis an, beträgt die Menge an blauem Licht, die von künstlichen Quellen wie Computerbildschirmen in die Augen gelangt, in der Regel nur einen Bruchteil dessen, was durch natürliches Tageslicht aufgenommen wird. Es ist daher wissenschaftlich umstritten, ob die geringe zusätzliche Dosis an blauem Licht tatsächlich die behaupteten Wirkungen haben kann. Dass entsprechend getönte Brillengläser einen mehr oder weniger großen Anteil des blauen Lichts herausfiltern, ist physikalisch unstrittig. Die meisten auf dem Markt erhältlichen Filtergläser sind transparent, haben aber nur eine geringe Filterwirkung von 10 bis 25 %. Modelle mit hoher Filterwirkung sind dagegen deutlich gelb oder orange gefärbt und beeinträchtigen die Farbwahrnehmung. Eine aktuelle Übersichtsarbeit hat nun die verfügbare Evidenz aus 17 randomisierten kontrollierten Studien (RCT) für die Wirksamkeit solcher Brillen als Schutz vor diesen und weiteren vermuteten Auswirkungen von Kunstlicht ausgewertet (Singh et al. 2023). Demzufolge zeigt die verfügbare Evidenz keine positiven Effekte solcher Filter auf Ermüdung oder Gesundheit der Augen oder die Sehschärfe. Aussagen über die Qualität des Schlafs sind auf Basis der sehr widersprüchlichen Evidenz kaum möglich.

Fazit
Der Medienkonsum hat in den letzten Jahren drastisch zukommen. Die „Always-on"-Kultur und der Konsum kurzer Clips führt zu einer starken Reizbelastung unseres Gehirns und wenig Ruheperioden. Dies wirkt sich negativ auf den **Schlaf** aus und führt zu einer verkürzten Gesamtschlafdauer, verminderter Schlafqualität, Schlafstörungen, einer verzögerten Einschlafzeit oder einem gestörten Schlafrhythmus bis hin zu einer Tag-Nacht-Umkehr.

2.3   Ernährungsverhalten

Da unser Schlafverhalten u. a. durch unseren Stoffwechsel reguliert wird, hat auch unser Ernährungsverhalten einen nicht zu unterschätzenden Einfluss auf den Schlaf. Wir erleben derzeit 2 gegenläufige Trends in unserer Gesellschaft: Erfreulicherweise gibt es einen zunehmenden Trend zu einer bewussteren und gesünderen Ernährung, da immer mehr Menschen auf eine ausgewogene Ernährung und den Konsum von pflanzlichen Produkten achten und versuchen, stark industriell verarbeitete Lebensmittel zu reduzieren. Der Trend zu einer veganen und vegetarischen Ernährung hat deutlich zugenommen und das Bewusstsein für die ökologischen und gesundheitlichen Auswirkungen unserer Ernährungsgewohnheiten wächst stetig.

Im Gegensatz dazu hat sich parallel der Konsum von Fast Food und Fertiggerichten erhöht. Die schnelle Verfügbarkeit und die Bequemlichkeit dieser Lebensmittel machen sie besonders für Menschen mit einem hektischen Lebensstil attraktiv. Der Konsum von Zucker und gesättigten Fetten ist weiterhin ein Problem und Adipositas bleibt eine weitverbreitete gesundheitliche Herausforderung. Aktuelle Erhebungen zeigen, dass der Anteil der adipösen Personen zwischen 2012 und 2022 um 30 % gestiegen ist. Demnach sind laut RKI-Daten 46,6 % der Frauen und 60,5 % der Männer von Übergewicht (einschließlich Adipositas) betroffen. Fast ein Fünftel der Erwachsenen (19 %) weisen eine Adipositas auf (Robert Koch-Institut 2021).

Hier kommen Betroffene schnell in einen Teufelskreis. Übergewicht ist ein Hauptrisikofaktor für Schlafstörungen und eine obstruktive Schlafapnoe (OSA). Durch Fetteinlagerungen in den oberen Atemwegen sinkt der Atemwegsdurchmesser und die geregelte Atmung ist gestört. Die Folgen eines gestörten Schlafs sind Tagesschläfrigkeit, die Betroffenen sind weniger leistungsfähig und häufig unfallgefährdet. Zudem werden durch gestörten Schlaf der Stoffwechsel und das Essverhalten negativ beeinflusst, was wiederum zu einer höheren Kalorienaufnahme und einem höheren Körpergewicht führt.

Folgende Ernährungsgewohnheiten können den Schlaf negativ beeinflussen und die Erholungskomponente reduzieren:

- Hoher Zucker- und Fettkonsum: Eine Ernährung, die reich an Zucker und gesättigten Fetten ist, kann zu einer Verringerung der Schlafqualität führen und den zirkadianen Rhythmus stören.
- Schwer verdauliche Nahrung: Schwer verdauliche und fettige Nahrungsmittel können zu Verdauungsproblemen und Unwohlsein führen, die das Einschlafen und Durchschlafen erschweren.
- Koffeinhaltige Getränke: Koffein, das in Kaffee, Tee, Cola und einigen Energydrinks enthalten ist, kann die Wachsamkeit erhöhen und den Schlaf erheblich stören, wenn es in den Stunden vor dem Schlafengehen konsumiert wird. Koffein wirkt direkt auf die Adenosinrezeptoren und verhindert somit die schlaffördernde Wirkung des Adenosins.
- Mangel an essenziellen Nährstoffen: Eine Ernährung, die arm an essenziellen Nährstoffen wie Magnesium, Kalzium und Vitaminen ist, kann das Risiko für Schlafstörungen erhöhen. Diese Nährstoffe sind wichtig für die normale Funktionsweise des Nervensystems.
- Serotonin und Melatonin: Ein Mangel an gewissen Nährstoffen, wie z. B. der Aminosäure L-Tryptophan, kann die Produktion von Serotonin und Melatonin beeinträchtigen, die beide für die Regulation des Schlafs wichtig sind.
- Übermäßiger Alkoholkonsum: Alkohol kann zwar das Einschlafen erleichtern, aber er beeinträchtigt die Schlafarchitektur und führt zu einem weniger erholsamen Schlaf mit häufigem Aufwachen in der Nacht. Das

liegt unter anderem an dem giftigen Zwischenprodukt Acetaldehyd, das Nervenzellen und Knochen schädigt. Auch der Harndrang wird durch Alkohol angeregt und kann ein häufigeres Erwachen in der Nacht begünstigen.

Fazit
Eine Berücksichtigung ernährungsphysiologischer Komponenten im Rahmen eines Schlafcoachings kann dazu beitragen das Schlafverhalten und die Erholungskomponente des Schlafes zu fördern. In Kapitel 5.2 (Ernährungstipps, Kap. 5.2) werden wir konkreter auf empfohlene Maßnahmen eingehen.

2.4   Bewegungsverhalten

Körperliche Aktivität fördert die körperliche, psychische und soziale Gesundheit und kann der Entwicklung von Adipositas und Herz-Kreislauf-Erkrankungen entgegenwirken. Leider zeigen sich auch im Bewegungsverhalten unserer heutigen Gesellschaft zum Teil besorgniserregende Entwicklungen. Die Menschen sitzen von Jahr zu Jahr immer länger und über 60 % erreichen nicht die kombinierten Bewegungsempfehlungen aus Ausdauer und Muskelaktivität (DKV-Report 2023). Auch bei Kindern und Jugendlichen erreichen nur 26 % die WHO-Bewegungsempfehlung (mindestens 60 min pro Tag körperlich aktiv).

Die negativen Konsequenzen von unzureichender körperlicher Aktivität auf das Körpergewicht und die kardiovaskuläre Gesundheit sind hinreichend bekannt. Aber auch in puncto Stressreduktion spielt körperliche Aktivität eine zentrale Rolle. Körperliche Aktivität übt einen positiven Einfluss auf die hormonellen Stressregulationssysteme aus. Vor allem Ausdauersportarten senken den Cortisolspiegel und den damit verbundenen Stresspegel und fördern die Ausschüttung von körpereigenen Botenstoffen wie Serotonin, Noradrenalin und Dopamin.

In wissenschaftlichen Studien konnte nachgewiesen werden, dass sich bei gestressten Menschen moderate sportliche Aktivität positiv auf das subjektiv empfundene hohe Stressniveau und auf die kardiovaskulären Risikofaktoren auswirkt (Gerber et al. 2016).

Die körperliche Aktivität in unserer Gesellschaft zeigt immer noch große Defizite auf. Hier sind einige wissenschaftlich fundierte Beobachtungen und Trends, die darauf hindeuten, dass diese Entwicklungen auch das Potenzial aufweisen, ein gesundes Schlafverhalten negativ zu beeinflussen:

Rückgang der körperlichen Aktivität

- Studien zeigen, dass die körperliche Aktivität insgesamt abnimmt. Laut einer Untersuchung der Weltgesundheitsorganisation (WHO) aus dem Jahr 2018 sind weltweit etwa 27,5 % der Erwachsenen körperlich inaktiv. In industrialisierten Ländern wird dieser Trend durch die zunehmende Nutzung von Technologien und die Verbreitung sitzender Tätigkeiten verstärkt. Viele Menschen verbringen den Großteil ihres Tages im Sitzen, sei es im Büro oder zu Hause vor Bildschirmen.

- Ein besorgniserregender Trend ist die abnehmende körperliche Aktivität bei Kindern und Jugendlichen. Studien zeigen, dass viele junge Menschen nicht die von der WHO empfohlenen 60 min moderater bis intensiver körperlicher Aktivität pro Tag erreichen. In Deutschland erfüllten im Jahr 2018 nur 22,4 % der Jungen und 15,1 % der Mädchen diese Empfehlung. Gründe dafür sind unter anderem der zunehmende Medienkonsum und die abnehmende Bedeutung von Sportunterricht und Freispiel in vielen Bildungssystemen.

Verstärktes Bewusstsein für Gesundheit und Fitness

- Trotz der allgemeinen Abnahme der körperlichen Aktivität gibt es auch positive Entwicklungen. Das Bewusstsein für die gesundheitlichen Vorteile von Bewegung ist gestiegen. Eine Umfrage der American Heart Association aus dem Jahr 2021 zeigte, dass 64 % der US-Amerikaner versuchen, ihre körperliche Aktivität zu erhöhen, um ihre Gesundheit zu verbessern.

- Fitness-Apps und Wearables haben diesen Trend unterstützt, indem sie es den Nutzern ermöglichen, ihre Aktivitäten zu verfolgen und sich persönliche Fitnessziele zu setzen. Diese Technologie hat insbesondere bei jüngeren Generationen zu einer Zunahme der körperlichen Aktivität geführt.

Fazit

Da körperliche Aktivität positive Auswirkungen auf das Schlafverhalten hat, muss bei den aktuellen Entwicklungen in Betracht gezogen werden, dass die zunehmende Inaktivität in unserer Gesellschaft ein Kofaktor zur Entstehung von Ein- und Durchschlafproblemen sein kann. Im Schlafcoaching sollte demnach auch das Aktivitätslevel der Klienten analysiert werden und gegebenenfalls Handlungsempfehlungen für angemessene körperliche Aktivitäten ausgesprochen werden. Hierzu werden wir in den folgenden Kapiteln näher eingehen.

Zusammenfassend können wir festhalten, dass die beschriebenen Entwicklungen im Medienkonsum, der körperlichen Aktivität sowie dem Ernährungs- und Stressverhalten einen negativen Einfluss auf unser Schlafverhalten haben können und Ein- und Durchschlafstörungen begünstigen können. Diese Entwicklungen deuten auch darauf hin, dass zukünftig vermehrt Ein- und Durchschlafstörungen im Erwachsenenalter, aber auch zunehmend im Kindes- und Jugendalter auftreten werden. Diese Zielgruppen werden auch zukünftig gezielte Handlungsempfehlungen und Verhaltenstherapien benötigen, um langfristig ein gesundes Schlafverhalten zu etablieren.

2.5 Mentale Gesundheit

Die mentale (oder auch psychische) Gesundheit spielt eine grundlegende Rolle für das Wohlbefinden. Trotzdem leiden immer mehr Menschen unter Beeinträchtigungen, die von leichten seelischen Belastungen bis zu schweren psychischen Problemen reichen können. Nach aktuellem Stand ist zu erwarten, dass jeder zweite Mensch im Laufe seines Lebens an einer psychischen Störung leiden wird. Typischerweise treten diese bereits im Kindes-, Jugend- oder jungen Erwachsenenalter auf. Bei Frauen sind Depressionen, posttraumatische Belastungsstörungen und Phobien am häufigsten, bei Männern stehen Alkoholmissbrauch, Depressionen und Phobien an erster Stelle (McGrath et al. 2023).

Das gleichzeitige Auftreten von Schlafproblemen und psychischen Störungen ist ein gängiges Diagnosemuster (Ohayon et al. 1998), denn Schlafstörungen und psychische Belastungsbilder hängen unmittelbar zusammen. Sie können sowohl Symptom, als auch Ursache sein (Ford und Kamerow 1989). Ein schlechter Schlaf kann also als Resultat einer seelischen Veränderung auftreten, aber auch dazu beitragen, dass mentale Probleme überhaupt erst entstehen oder langfristig bestehen bleiben. So gelten Ein- und Durchschlafstörungen sowie vermehrte Tagesschläfrigkeit beispielsweise als Diagnosekriterium für depressive Störungen.

Neben Insomnien gelten auch andere schlafbezogene Verhaltensweisen wie Schlafapnoe, Narkolepsie oder Störungen der zirkadianen Rhythmik als Risikofaktoren für die Entwicklung psychischer Beeinträchtigungen.

Besonders deutlich wird der Zusammenhang mit Depressionen und Angststörungen, aber auch Essstörungen, Suchterkrankungen oder posttraumatische Belastungsstörungen stehen in einer engen Verbindung mit einem unzureichenden Schlaf (Harvey 2001; Baglioni et al. 2011).

Den Schlaf zu verbessern kann sich positiv auf das seelische Wohlbefinden auswirken und gleichzeitig bei der Behandlung von Depression, Angststörungen und Stress indirekt zu einer Besserung dieser Störungsbilder verhelfen (Scott et al. 2021).

Ebenso kann eine erfolgreiche Behandlung psychischer Probleme helfen, das Schlafverhalten wieder zu normalisieren. Bei Insomnien (Ein- und Durchschlafstörungen) werden insbesondere, wenn sie als Begleitsymptom diagnostiziert werden, häufig medikamentöse Therapien eingesetzt. (Pharmazeutische) Schlafmittel können durchaus schnell Abhilfe schaffen, bekämpfen aber oft nur die Symptomatik und nicht die Ursache des gestörten Schlafs.

Um den Schlaf langfristig und nachhaltig zu verbessern, eignet sich ein kognitiv-verhaltenstherapeutischer Ansatz am besten. Eine Beratung rund um einen gesunden Schlaf kann auch unterstützend zu oder integriert in der psychologisch-medizinischen Begleitung mentaler Störungsbilder angewandt werden (Robotham 2011).

2.6   Stress und Schlaf

Chronischer Stress ist eine der größten Herausforderungen für die mentale Gesundheit und zudem eine der häufigsten Ursachen für einen gestörten Schlaf. Um in beiden Bereichen eine Besserung zu erzielen, ist es unabdinglich, auch in beide Richtungen entsprechende Maßnahmen zu erwägen und Stress in jeder Hinsicht zu reduzieren.

Ein gutes Stressmanagement ist demnach eine wichtige Grundlage für Gesundheit, Schlaf und Wohlbefinden. Um den Schlaf zu verbessern, können Stressoren identifiziert und reduziert, die Stressresistenz gestärkt und die Resilienz im Umgang mit Stressauslösern trainiert werden. Gleichzeitig ist darauf zu achten, Spannungszustände zu lösen und entspannende Maßnahmen eingebettet in einer Edukation der guten Schlafhygiene zu integrieren, damit die Schlafqualität auch unabhängig der psychischen Belastung verbessert werden kann und sich gegebenenfalls positiv auf den seelischen Zustand auswirkt (Merrill 2022).

Stressmanagement
Erfolgreiche Methoden zur Stressreduktion, die auch den Schlaf positiv beeinflussen, sind unter anderem

- kognitive Verhaltenstherapie,
- körperliche Bewegung,
- Entspannungstechniken,
- Achtsamkeit (Kap. 5.3).

Diese Ansätze wirken positiv auf die Gehirnaktivität und stärken die Selbstwahrnehmung sowie die kognitive Flexibilität, die grundlegend für eine gute Stressresilienz ist. Sie verringern auch die Aktivität des sympathischen Nervensystems und führen zu mehr Entspannung. Damit helfen sie, das Stresslevel sowie depressive Symptome zu lindern, und wirken insgesamt positiv auf die seelische Gesundheit (Geetanjali et al., 2023a, b).

2.7 Depressionen und Schlaf

Die depressive Störung ist eine weitverbreitete psychische Erkrankung. Sie wird im internationalen Klassifikationssystem ICD-10 als affektive Störung gelistet, bei der charakteristische körperliche, psychische und verhaltensbezogene Beschwerden auftreten, die sich langfristig auf die Betroffenen auswirken können. Nach ICD-10-Klassifikation (Kapitel V: Psychische und Verhaltensstörungen, Affektive Störungen – F30–F39) gibt es 3 Hauptsymptome sowie weitere Nebensymptome. Eine Diagnose erfolgt, wenn über einen Zeitraum von 2 Wochen mindestens 5 Symptome auftreten, wovon mindestens eines ein Hauptsymptom ist. Je nach Schwere der Beeinträchtigung wird zwischen leichten, mittelgradigen und schweren depressiven Episoden unterschieden.

Hauptsymptome der Depression:

- Anhaltend gedrückte Stimmung/Traurigkeit
- Freud-/Interesselosigkeit

Häufige Nebensymptome der Depression:

- Hoffnungslosigkeit/Antriebsmangel
- Unruhezustände
- Schlafstörungen
- Gefühle von Schuld und Wertlosigkeit
- Verminderte Konzentration und Aufmerksamkeit

Schlafstörungen bei Depressionen

Bis zu 80 % der depressiven Menschen leiden unter Schlafstörungen, denn aufgrund der psychosomatischen Beeinträchtigungen verändert sich auch das Schlafverhalten. Das vegetative Nervensystem befindet sich in einem Ungleichgewicht, wodurch der Parasympathikus häufiger unterdrückt ist und es vor dem Zubettgehen an Entspannung fehlt. Hinzu kommt oft eine Veränderung des Gehirnstoffwechsels. So werden auch die natürlichen schlafinduzierenden Mechanismen gestört und es fällt schwerer, einzuschlafen und die Gedankenspirale abzustellen.

Bei Depression verändert sich häufig auch die Schlafstruktur. Depressive Schläfer verbringen vergleichsweise weniger Zeit im Tiefschlaf und erleben längere REM-Schlafphasen. Das zeigt sich auch auf hormoneller Ebene. Es werden weniger Wachstumshormone ausgeschüttet und auch der Cortisolspiegel steigt insbesondere in der 2. Nachthälfte viel stärker an, als bei gesunden Menschen (Pietschmann 2016).

Das erklärt, wieso eine depressive Erkrankung die Schlafdauer und die Schlafqualität nachhaltig verändern kann. So kommt es, dass viele depressive Menschen aufgrund der Antriebs- und Energielosigkeit zwar müde erscheinen und mehr Zeit im Bett verbringen, aber trotzdem keinen erholsamen Schlaf finden (siehe Abb. 2.1). Nicht zu vergessen ist dabei, dass durch die gestörten Erholungsprozesse auch die depressive Symptomatik verstärkt werden kann (Riemann et al. 2020). Eine gezielte Verbesserung des Schlafs kommt also insgesamt der Gesundheit zugute und kann Depressionen lindern (Scott et al. 2021).

> **Coachingtipp**
> Bei Verdacht auf das Bestehen einer Depression sollte der Klient in jedem Fall ärztliche bzw. therapeutische Hilfe suchen. Auch oder insbesondere im Fall einer Diagnose lässt sich die Schlafberatung einfacher und effektiver in die gesamtsituative Behandlung integrieren.

In den vorangegangenen Teilen haben wir die einzelnen Entwicklungen und Wirkungsweisen unterschiedlicher Lifestylefaktoren auf den Schlaf kennengelernt. Um eine schnelle Übersicht über die Lifestylefaktoren zu bekommen, die einen negativen Einfluss auf den Schlaf ausüben können, haben wir einen visuellen Kurzfragebogen (siehe Abb. 2.2) entworfen, der nach der Diskussion der einzelnen Themenfelder mit den Klienten eine Einschätzung der Einflussfaktoren auf den Schlaf zulässt.

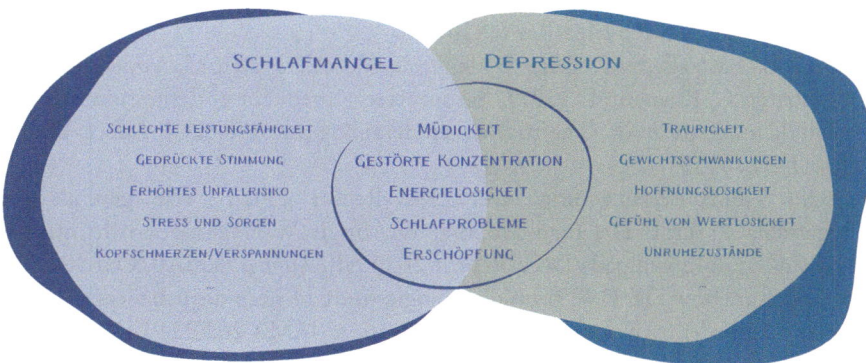

Abb. 2.1 Zusammenhänge zwischen Schlafmangel und Depression: Die Problematik besteht darin, dass ein gestörter Schlaf sowohl eine Ursache als auch ein Symptom der Depression sein kann. Die schlafbezogenen Symptome (mittig dargestellt) spielen in beiden Bereichen eine signifikante Rolle

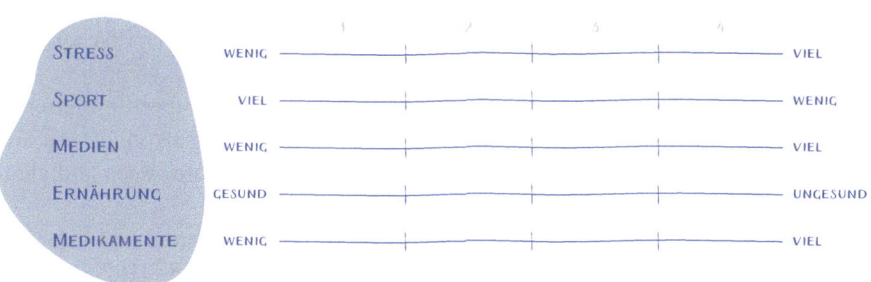

Abb. 2.2 Kurzfragebogen: Welche Einflussfaktoren beeinflussen den Schlaf?

Literatur

Alexander JS, Thomas LW, Martyn-St James M, Rowse G, Weich S (2021) Improving sleep quality leads to better mental health: a meta-analysis of randomized controlled trials. Sleep Med Rev 60:101556

Baglioni C, Battagliese G, Feige B, Spiegelhalder K, Nissen C, Voderholzer U, Lombardo C, Riemann D (2011) Insomnia as a predictor of depression: a meta-analytic evaluation of longitudinal epidemiological studies. J Affect Disord 135(1–3):10–19

Deutsche Krankenversicherung. Der DKV-Report (2023) Wie gesund lebt Deutschland? Prof. Dr. Ingo Froböse, Dr. Birgit Wallmann-Sperlich. https://www.dkv.com/downloads/DKV-Report-2023.pdf. Zugegriffen: 10. Okt 2024

Ford DE, Kamerow DB (1989) Epidemiologic study of sleep disturbances and psychiatric disorders. An opportunity for prevention? JAMA 262(11):1479–1484

Geetanjali G, Wahane A, Sharma A (2023a) Exploring effective strategies for stress management: enhancing mental well-being through mindfulness, CBT, exercise, and relaxation techniques. Bull Indones Econ Stud 12:345–348

Geetanjali G, Wahane A, Sharma A (2023b) Exploring effective strategies for stress management: enhancing mental well-being through mindfulness, CBT, exercise, and relaxation techniques. Bull Env Pharmacol Life Sci 12(5):345–348

Gerber M, Börjesson M, Ljung T, Lindwall M, Jonsdottir IH (2016) Fitness moderates the relationship between stress and cardiovascular risk factors. Med Sci Sports Exerc 48(11):2075–2081

Harvey AG (2001) Insomnia: symptom or diagnosis? Clin Psychol Rev 21(7):1037–1059

Harvey AG (2001) Insomnia: symptom or diagnosis? Clin Psychol Rev 21(7):1037–1059

Höhn C, Schmid SR, Plamberger CP, Bothe K, Angerer M, Gruber G, Pletzer B, Hoedlmoser K (2021) Preliminary results: the impact of smartphone use and short-wavelength light during the evening on circadian rhythm, sleep and alertness. Clocks Sleep 3(1):66–86

Ohayon MM, Caulet M, Lemoine P (1998) Comorbidity of mental and insomnia disorders in the general population. Compr Psychiatry 39(4): 185–197

McGrath JJ, Al-Hamzawi A, Alonso J, Altwaijri Y, Andrade LH, Bromet EJ, Bruffaerts R, de Almeida JMC, Chardoul S, Chiu WT, Degenhardt L, Demler OV, Ferry F, Gureje O, Haro JM, Karam EG, Karam G, Khaled SM, Kovess-Masfety V, Magno M, Medina-Mora ME, Moskalewicz J, Navarro-Mateu F, Nishi D, Plana-Ripoll O, Posada-Villa J, Rapsey C, Sampson NA, Stagnaro JC, Stein DJ, Ten Have M, Torres Y, Vladescu C, Woodruff PW, Zarkov Z, Kessler RC, WHO World Mental Health Survey Collaborators (2023) Age of onset and cumulative risk of mental disorders: a cross-national analysis of population surveys from 29 countries. Lancet Psychiatry 10(9):668–681

Merrill RM (2022) Mental Health Conditions According to Stress and Sleep Disorders. Int J Environ Res Public Health 19(13):7957

Pietschmann C (2016) Depressive Menschen schlafen anders. https://www.mpg.de/10784189/depression-und-schlaf(Stand 08.2024)

Riemann D, Krone LB, Wulff K, Nissen C (2020) Sleep, insomnia, and depression. Neuropsychopharmacol 45:74–89

Robert Koch-Institut (2021) Themenschwerpunkt: Übergewicht und Adipositas. https://www.rki.de/DE/Content/Gesundheitsmonitoring/Themen/Uebergewicht_Adipositas/Uebergewicht_Adipositas_node.html. Zugegriffen: 10. Okt 2024

Robotham D (2011) Sleep as a public health concern: insomnia and mental health. J Public Ment Health 10(4):234–237

Scott AJ, Webb TL, Martyn-St James M, Rowse G, Weich S (2021) Improving sleep quality leads to better mental health: a meta-analysis of randomized controlled trials. Sleep Med Rev 60:101556

Singh S, Keller PR, Busija L, McMillan P, Makrai E, Lawrenson JG, Hull CC, Downie LE (2023) Blue-light filtering spectacle lenses for visual performance, sleep, and macular health in adults. Cochrane Database Syst Rev 18(8):CD013244

STATISTA (2021) Schlafdauer und Schlafprobleme. Schlafen Sie gut? https://de.statista.com/infografik/25655/umfrage-zu-schlafdauer-und-schlafproblemen-in-deutschland/. Zugegriffen: 20. Okt 2024

STATISTA (2022) Telekommunikation. Wie viele Minuten nach dem Aufwachen checken Sie zum ersten Mal Ihr Mobiltelefon? https://de.statista.com/statistik/daten/studie/315910/umfrage/pruefzeitpunkt-des-mobiltelefons-nach-dem-aufstehen-in-oesterreich. Zugegriffen: 12. Aug 2024

STATISTA (2023) Schlafstörungen. https://de.statista.com/infografik/29586/befragte-die-unter-schlafstoerungen-leiden/. Zugegriffen: 20. Okt 2024

Techniker Krankenkasse (2021) Schalt mal ab, Deutschland! TK-Studie zur Digitalkompetenz 2021. https://www.tk.de/resource/blob/2099616/c5ed9cd630194f39540b98d444284390/2021-studie-schalt-mal-ab-data.pdf. Zugegriffen: 10. Aug 2024

3

Die häufigsten Schlafstörungen

Für die Tätigkeit als Schlafcoach ist es entscheidend, einen Überblick über die wichtigsten Schlafstörungen zu haben, da es nur so möglich ist, die Probleme der Betroffenen zu lösen und die Krankheitsrelevanz zu erkennen, die eine schlafmedizinische oder ärztliche Behandlung benötigt. Eine umfassende Beschreibung der Schlafstörungen findet sich in der International Classification of Sleep Disorders (ICSD) der American Academy of Sleep Medicine (AASM), wo Schlafstörungen in überwiegend 6 Hauptkategorien unterteilt werden:

- Insomnien
- Schlafbezogene Atmungsstörungen
  - obstruktive Schlafapnoesyndrome
  - zentrale Schlafapnoesyndrome
  - schlafbezogene Hypoventilation
- Hypersomnolenzen
  - Narkolepsie
  - idiopathische Hypersomnie
  - Kleine-Levin-Syndrom
- Störungen der zirkadianen Rhythmik
- Parasomnien
- Schlafbezogene Bewegungsstörungen

Insgesamt beschreibt die ICSD ca. 90 verschiedene Schlafstörungen. Es kann zudem in Schlafstörungen im engeren Sinne und Schlafstörungen, die zusammen mit anderen psychischen Erkrankungen oder organischen Störungen auftreten, unterschieden werden. Zudem kommt erschwerend hinzu, dass Schlafstörungen selbst psychische oder organische Erkrankungen verursachen können. Ein Beispiel bilden hier Depressionen, die Schlafstörungen sowohl als Symptom als auch als Ursache haben können. Ein Schlafcoach sollte demnach gut ausgebildet sein, um herausfinden zu können, ob die Schlafstörung ursächlich die Folgeerkrankung bedingt oder die Schlafstörung die Folge einer Erkrankung ist.

Laut aktuellen Empfehlungen der Deutschen Gesellschaft für Allgemeinmedizin und Familienmedizin (DEGAM) soll die Diagnostik eine umfassende Anamnese inklusive einer Abklärung körperlicher und psychischer Erkrankungen, eine körperliche Untersuchung sowie den Einsatz von Schlaffragebögen und Schlaftagebüchern umfassen. Der in Abb. 3.2 dargestellte Algorithmus hat sich in der Praxis als hilfreich erweisen:

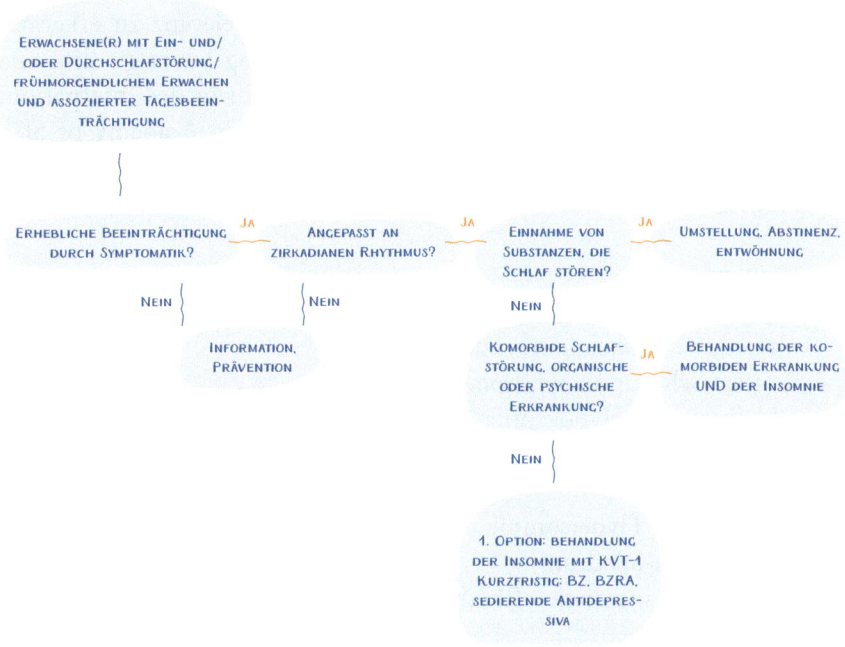

Abb. 3.1 Klinischer Algorithmus zur Diagnose und Behandlung von Schlafstörungen (Nach DEGAM 2017)

ALTER	EMPFOHLENE NUTZUNGSDAUER	ZUGANG ZU DIGITALEN MEDIEN
0 – 3 JAHRE	KEINE NUTZUNG VON BILDSCHIRMMEDIEN (WEDER AKTIV NOCH PASSIV)	KEIN ZUGANG
3 – 6 JAHRE	MAX. 30 MINUTEN AN EINZELNEN TAGEN	KEIN EIGENES SMARTPHONE, KEINE EIGENE KONSOLE, KEIN FREIER INTERNETZUGANG
6 – 9 JAHRE	MAX 30 – 45 MINUTEN AN EINZELNEN TAGEN	KEIN EIGENES SMARTPHONE, KEINE EIGENE KONSOLE KEIN FREIER INTERNETZUGANG
9 – 12 JAHRE	MAX. 45 – 60 MINUTEN TÄGLICH	FRÜHESTENS AB 9 JAHREN EIN EIGENES SMARTPHONE / EINE EIGENE KONSOLE, BEAUFSICHTIGTER INTERNETZUGANG
12 – 16 JAHRE	MAX. 1 – 2 STUNDEN TÄGLICH BIS SPÄTESTENS 21 UHR	EINGESCHRÄNKTER INTERNTZUGANG
16 – 18 JAHRE	JE NACH REIFEGRAD	UNEINGESCHRÄNKTER INTERNETZUGANG

Abb. 3.2 Altersspezifische Empfehlungen für Eltern zur Mediennutzung von Kindern. (Quelle: Deutsches Zentrum für Suchtfragen des Kindes- und Jugendalters (DZSKJ))

Frage nach organischen Erkrankungen
Nach organischen Erkrankungen, die Schlafstörungen auslösen können, soll gezielt gefragt werden.

- Chronische Nierenerkrankungen/Magen-Darm-Erkrankungen
- Chronischer Schmerz z. B. bei rheumatischen Erkrankungen
- Endokrinologische Erkrankungen
- Epilepsien
- Extrapyramidalmotorische Erkrankungen
- Herz- und Lungenerkrankungen
- Kopfschmerzen
- Maligne Erkrankungen
- Polyneuropathien
- Schlaganfall
- Multiple Sklerose
- Starker Juckreiz bei Hauterkrankungen

Ebenso ist es wichtig, nach der Einnahme von Substanzen zu fragen, die den Schlaf potenziell beeinflussen können. Dazu zählen nicht nur legale (oder illegale) Genussmittel wie etwa Nikotin, Koffein oder Alkohol, sondern auch ärztlich verordnete Medikamente, die potenziell Schlafstörungen auslösen können.

Frage nach Medikamenten/Substanzen
Nach Substanzen, die den Schlaf stören können, soll gezielt gefragt werden (A).

- Alkohol und andere Rauschmittel
- Antibiotika (z. B. Gyrasehemmer)
- Antidementiva (z. B. Piracetam)
- Antriebssteigernde Antidepressiva (z. B. SSRI)
- Blutdruckmittel (z. B. Beta-Blocker) und Asthma-Medikamente (z. B. Theophyllin, Beta-Sympathomimetika)
- Diuretika
- Hormonpräparate (z. B. Thyroxin, Steroide)
- Stimulierende Substanzen (Koffein und synthetische Substanzen, z. B. Amphetamine, Ecstasy)

Im Hinblick auf die Vorgehensweise im Schlafcoaching bedeuten die Einnahme relevanter Substanzen sowie das Vorliegen körperlicher, neurologischer oder psychischer Erkrankungen, dass diese in das Behandlungskonzept direkt miteinbezogen werden müssen, bzw. je nach Kompetenzgrad des Schlafcoaches auch externe Fachleute (Schlafmediziner, Hausarzt, Facharzt etc.) hinzugezogen werden sollten. Gehen wir nun näher auf die einzelnen Schlafstörungen ein.

3.1   Insomnien

Insomnien gehören zu den häufigsten Schlafstörungen und betreffen viele Menschen zumindest einmal in ihrem Leben. Sie sind definiert als Ein- und/oder Durchschlafstörungen mit einer Beeinträchtigung der Tagesbefindlichkeit. Es wird zwischen akuten und chronischen Insomnien unterschieden. Akute Insomnien zeichnen sich durch eine kurzfristige Dauer aus. Für die Klassifizierung als chronische Insomnie wird vorausgesetzt, dass die Störung mindestens 3-mal pro Woche auftritt und in Abhängigkeit vom gewählten Klassifizierungssystem mindestens 4 Wochen (ICD-10; Dilling und Freyberger 2016) bzw. 3 Monate (DSM-5/ICSD-3) besteht.

3.1.1   Akute Ein- und Durchschlafstörungen

Akute Insomnie, die nicht durch Krankheit oder Medikamente/Drogen verursacht sind, werden meist durch Stressfaktoren ausgelöst, sowohl im beruflichen als auch privaten Bereich. Generell handelt es sich bei akuten Insomnien um eine vorübergehende und relativ häufige Erscheinung, die sich bei den meisten Betroffenen nach der Reduktion der Stressoren wieder zurückbildet. Weiterhin kann man wie folgt differenzieren:

- Einschlafstörungen (Initialinsomnie):
  - Definition: Schwierigkeiten, innerhalb von 30 min nach dem Zubettgehen einzuschlafen.
  - Ursachen: Stress, Angstzustände, erhöhter Medienkonsum, ungewohnte Umgebung oder Stimulanzien wie Koffein und Nikotin.
- Durchschlafstörungen (Mittelinsomnie):
  - Definition: Häufiges Erwachen in der Nacht mit Schwierigkeiten, wieder einzuschlafen.
  - Ursachen: Schlafapnoe, Periodische Beinbewegungsstörung (PLMD), Lärm, Schmerzen, psychische Belastungen oder Alkohol.
- Frühmorgendliches Erwachen (Terminalinsomnie):
  - Definition: Frühes Erwachen am Morgen ohne die Fähigkeit, wieder einzuschlafen, oft mehrere Stunden vor der geplanten Aufwachzeit.
  - Ursachen: Depressionen, Angststörungen oder altersbedingte Veränderungen im Schlafmuster.

Akute Schlafstörungen können durch eine Vielzahl von Faktoren ausgelöst werden, die oft miteinander interagieren. Zu den häufigsten Ursachen zählen:

- Psychosoziale Faktoren: Stress und psychische Belastungen durch berufliche, finanzielle oder persönliche Probleme.
- Medizinische Bedingungen: Akute Schmerzen, Atemwegserkrankungen, gastrointestinale Störungen oder kardiovaskuläre Erkrankungen.
- Pharmakologische Einflüsse: Nebenwirkungen von Medikamenten oder Substanzmissbrauch (z. B. Alkohol, Drogen).
- Umweltfaktoren: Lärm, Licht, Temperatur oder eine ungewohnte Schlafumgebung.

- Lebensstilfaktoren: Unregelmäßige Schlafgewohnheiten, exzessiver Koffein- oder Alkoholkonsum, Schichtarbeit oder Reisen über Zeitzonen hinweg.

Diagnose

Die Diagnose akuter Schlafstörungen erfolgt durch eine detaillierte Anamnese, die sowohl medizinische als auch psychosoziale Faktoren berücksichtigt. Wichtige diagnostische Werkzeuge sind:

- Schlafanamnesefragebögen: Umfassende Fragebögen zur Erfassung der Schlafgewohnheiten, Schlafumgebung und psychischen Verfassung.
- Schlafprotokolle: Patienten führen über 1 bis 2 Wochen ein Tagebuch, in dem sie ihre Schlafzeiten, Aufwachzeiten und subjektive Schlafqualität festhalten.
- Actigrafie: Als ergänzende Methode können auch Bewegungen über Actimeter/Smartwatches erfasst werden, um neben den subjektiven Bewertungen auch ergänzende objektive Parameter zu erfassen.
- Polysomnografie: In einigen schweren Fällen kann eine nächtliche Polysomnografie im Schlaflabor notwendig sein, um organische Ursachen wie Schlafapnoe oder periodische Beinbewegungen auszuschließen.

Die Behandlung akuter Ein- und Durchschlafstörungen zielt darauf ab, die zugrunde liegenden Ursachen zu identifizieren und zu adressieren. Die Therapie der Wahl ist hierbei die kognitive Verhaltenstherapie.

Die kognitive Verhaltenstherapie (KVT) ist eine weitverbreitete und wissenschaftlich fundierte Methode zur Behandlung verschiedener psychischer Störungen, die auch im Bereich des Schlafcoachings erfolgreich eingesetzt wird. Ihr grundlegendes Prinzip beruht auf der Annahme, dass unsere Gedanken, Gefühle und Verhaltensweisen eng miteinander verknüpft sind. Im Kontext des Schlafcoachings bedeutet dies, dass negative oder dysfunktionale Gedanken und Verhaltensmuster den Schlaf erheblich beeinträchtigen können.

Demnach sind die Identifikation und Veränderung von negativen Gedankenmustern ein zentraler Bestandteil der KVT. Viele Menschen mit Schlafstörungen entwickeln im Laufe der Zeit Überzeugungen und Erwartungen, die den Schlaf negativ beeinflussen. Zum Beispiel könnten sie glauben, dass sie ohne 8 Stunden Schlaf nicht funktionieren können, was zu einem erhöhten Druck führt und das Einschlafen erschwert. Solche Überzeugungen werden in der KVT systematisch hinterfragt und durch realistischere und positivere Gedanken ersetzt. Diese Technik, bekannt als kognitive Umstrukturierung, hilft den Betroffenen, eine weniger angstbesetzte und entspanntere Einstellung zum Schlaf zu entwickeln.

Ein weiterer wichtiger Aspekt der KVT im Schlafcoaching ist die Schlafhygiene, also die Anpassung des Verhaltens und der Umgebung, um bessere Schlafbedingungen zu schaffen. Hierzu zählen regelmäßige Schlafenszeiten, die Reduzierung von Koffein und Nikotin sowie die Gestaltung eines ruhigen und dunklen Schlafzimmers. Auch die Begrenzung der Bildschirmzeit vor dem Zubettgehen spielt eine wesentliche Rolle.

Ergänzend erfolgt im Rahmen der KVT die sogenannte Reizkontrolle. Diese Technik zielt darauf ab, das Bett und das Schlafzimmer ausschließlich mit Schlaf und Entspannung zu assoziieren. Aktivitäten wie Fernsehen oder Grübeln im Bett werden vermieden, um die Schlafumgebung nicht mit Wachzuständen zu verknüpfen. Auch Entspannungstechniken, wie die progressive Muskelentspannung oder Atemübungen, die helfen, den Körper vor dem Schlafengehen in einen Zustand der Ruhe zu versetzen, können eingesetzt werden, da diese Techniken die physiologische Erregung reduzieren und so ein leichteres Einschlafen ermöglichen.

Die Effektivität der KVT bei Schlafstörungen ist gut dokumentiert. Studien zeigen, dass diese Therapieform langfristige Verbesserungen der Schlafqualität erzielen kann. Sie bietet eine nachhaltige Alternative zu medikamentösen Behandlungen, die häufig nur kurzfristige Linderung verschaffen. Insgesamt stellt die KVT eine wertvolle Methode dar, um die Ursachen von Schlafproblemen zu erkennen und gezielt zu bekämpfen, was sie zu einem zentralen Bestandteil des modernen Schlafcoachings macht.

Coachingtipp

Bei Menschen mit insomnischen Beschwerden sollte im Rahmen eines Schlafcoachings immer zuerst geklärt werden, ob die Störung durch eine Erkrankung bedingt ist oder die Einnahme von Medikamenten/Drogen. In diesen Fällen ist zunächst ein therapeutischer Ansatz angebracht. Präventive Maßnahmen des klassischen Schlafcoachings können in diesen Fällen gegebenenfalls begleitend eingesetzt werden. Hier gilt dann der Fokus auf die kognitive Verhaltenstherapie, Optimierung der Schlafhygiene und Schlafumgebung.

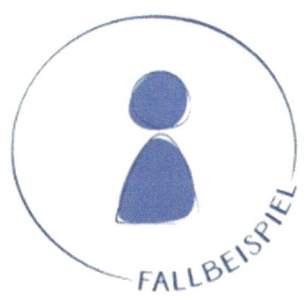

FALLBEISPIEL

Fallbeispiel 2:

Schlafstörung bei einem Schichtarbeiter

Herr M., 38 Jahre alt, arbeitet seit 10 Jahren im Schichtdienst bei einem großen Logistikunternehmen. Seine Schichten wechseln im wöchentlichen Rhythmus zwischen Früh-, Spät- und Nachtschicht. Seit etwa 3 Jahren leidet er unter Schlafstörungen, die sich besonders nach Nachtschichten verstärken. Er klagt über Schwierigkeiten, einzuschlafen und durchzuschlafen, fühlt sich am Morgen nicht erholt und hat tagsüber mit Müdigkeit und Konzentrationsproblemen zu kämpfen. Dies wirkt sich zunehmend negativ auf seine berufliche Leistungsfähigkeit und sein Privatleben aus.

Problemanalyse

Schichtarbeit, insbesondere Nachtschichten, kann die innere Uhr (den zirkadianen Rhythmus) stören, da sie dem natürlichen Tag-Nacht-Rhythmus des Körpers widerspricht. Der Körper ist darauf programmiert, bei Tageslicht wach zu sein und in der Dunkelheit zu schlafen. Bei Menschen im Schichtdienst führt dieser ständige Wechsel zu einer Dysregulation des Schlaf-Wach-Rhythmus, was langfristig zu Schlafstörungen führen kann. Zudem haben viele Schichtarbeiter Schwierigkeiten, sich an unregelmäßige Schlafzeiten zu gewöhnen, was die Schlafqualität beeinträchtigt.

Lösungsansätze

1. Regelmäßige Schlafroutine etablieren

Herr M. sollte, unabhängig von seinen Schichtzeiten, eine feste Schlafroutine entwickeln. Dies bedeutet, dass er vor dem Schlafengehen immer die gleichen Entspannungsrituale durchführt, wie z. B. lesen, ein warmes Bad nehmen oder Entspannungstechniken anwenden. Durch diese Rituale signalisieren wir dem Körper, dass es Zeit ist, zur Ruhe zu kommen.

2. Schlafumgebung optimieren

Da Herr M. oft tagsüber schlafen muss, ist es wichtig, dass sein Schlafzimmer so gestaltet ist, dass es dunkler, leiser und kühler ist. Verdunkelungsvorhänge oder eine Schlafmaske können helfen, das Tageslicht auszublenden. Ohrstöpsel oder weiße Geräuschmaschinen können Umgebungsgeräusche dämpfen. Auch die Raumtemperatur sollte zwischen 16–18 Grad Celsius liegen, da dies die optimale Temperatur für den Schlaf ist.

3. Lichtmanagement

Vor allem bei der Nachtschicht ist es wichtig, das Licht zu steuern. Herr M. sollte während der Nachtschicht helles Kunstlicht nutzen, um wach zu bleiben. Nach der Schicht sollte er jedoch sofort eine Sonnenbrille tragen, um das Tageslicht zu blockieren, wenn er nach Hause geht. Dies hilft, den Körper auf den anstehenden Schlaf vorzubereiten. Nach dem Aufwachen kann er sich dann 10–15 min Tageslicht aussetzen, um den Körper zu aktivieren.

4. Powernaps in die Tagesplanung einbauen

Kurze Nickerchen von 20–30 min, besonders vor Nachtschichten, können helfen, die Müdigkeit zu verringern und die Leistungsfähigkeit zu steigern. Diese Nickerchen sollten jedoch nicht zu lang sein, da sie sonst den Schlafdruck reduzieren und das Einschlafen erschweren können.

5. Ernährungs- und Koffeinmanagement

Herr M. sollte in den Stunden vor dem Schlafengehen koffeinhaltige Getränke vermeiden, da Koffein die Wachsamkeit erhöht und den Schlaf verzögern kann. Schweres Essen kurz vor dem Schlafen sollte ebenfalls vermieden werden, da es den Verdauungsprozess anregt und den Schlaf stört. Leichte Mahlzeiten, die reich an Tryptophan (z. B. Bananen oder Mandeln) sind, können hingegen förderlich sein.

6. Psychologische Unterstützung

Da Schichtarbeit eine chronische Belastung für den Körper und den Geist darstellt, könnte eine Beratung oder Therapie sinnvoll sein, um mit den psychischen Belastungen umzugehen. Eine kognitive Verhaltenstherapie für Insomnie (CBT-I) ist eine bewährte Methode, um negative Schlafmuster zu durchbrechen.

Erwartetes Ergebnis
Mit der konsequenten Umsetzung dieser Maßnahmen kann Herr M. seine Schlafqualität verbessern und trotz der Herausforderungen der Schichtarbeit einen erholsameren Schlaf finden. Dies würde nicht nur seine Leistungsfähigkeit und Konzentration steigern, sondern auch sein Wohlbefinden und seine Lebensqualität insgesamt erhöhen.

Besonderheiten bei Kindern und Jugendlichen

Ein- und Durchschlafstörungen können auch im Kindesalter und bei Heranwachsenden auftreten. Kindliche Ein- und Durchschlafstörungen sind weitverbreitet und stellen eine häufige Herausforderung für Eltern und Kinder dar. 19,5 % der Kinder und Jugendlichen einer repräsentativen deutschen Stichprobe zeigen Schlafprobleme (Schlarb et al. 2015). Diese Störungen können sich auf verschiedene Weise äußern, von Schwierigkeiten beim Einschlafen bis hin zu häufigem nächtlichen Erwachen. Die Ursachen sind vielfältig und komplex, wobei sowohl biologische als auch psychosoziale Faktoren eine Rolle spielen. Eine der wesentlichen Besonderheiten bei kindlichen Schlafstörungen ist die starke Abhängigkeit vom Entwicklungsstand des Kindes. Neugeborene und Kleinkinder haben aufgrund ihrer noch unreifen Schlaf-Wach-Regulation häufige Wachphasen, die als normal betrachtet werden können. Mit zunehmendem Alter sollte sich der Schlaf jedoch stabilisieren.

Ein weiterer wichtiger Faktor ist die elterliche Interaktion und die Schlaferziehung. Kinder entwickeln oft eine Abhängigkeit von bestimmten Einschlafhilfen, wie zum Beispiel dem Einschlafen durch Schaukeln oder Füttern. Diese Hilfen können zu einem Teufelskreis führen, da das Kind möglicherweise nicht in der Lage ist, ohne diese Unterstützung wieder einzuschlafen, wenn es nachts aufwacht. Auch psychologische Aspekte wie Ängste oder emotionale Belastungen können zu Ein- und Durchschlafstörungen führen. Trennungsangst, die bei Kindern häufig auftritt, kann dazu führen, dass das Kind Schwierigkeiten hat, alleine einzuschlafen oder nachts vermehrt aufwacht und nach der Nähe der Eltern sucht. Zudem können familiäre Spannungen oder Veränderungen, wie beispielsweise die Geburt eines Geschwisters, das Schlafverhalten negativ beeinflussen.

Zögern Kinder das Zubettgehen hinaus, indem sie zahlreiche Dinge von den Eltern einfordern (etwas zu trinken, etwas zu essen, es ist zu kalt, es ist zu warm, das Kuscheltier fehlt, die Eltern sollen noch im Bett bleiben etc.), und wiederholt sich das Prozedere auch beim nächtlichen Erwachen, kann dies ein Resultat mangelnder elterlicher Vorgaben oder inkonsequenten elterlichen Verhaltens sein. Manche Kinder nutzen dies, um das Einschlafen oder Wiedereinschlafen hinauszuzögern. Durch die fehlenden Grenzen und Routinen fällt es den Kindern schwer, vorhersehbare Verhaltensperspektiven zu erkennen.

Die Etablierung einer konsistenten Abend- und Nachtroutine ist für Kinder von entscheidender Bedeutung für einen erholsamen Schlaf und die gesunde Entwicklung. Routinen schaffen Struktur und Vorhersehbarkeit, was Kindern ein Gefühl von Sicherheit und Geborgenheit vermittelt. Durch wiederkehrende Abläufe, wie das Zähneputzen, das Vorlesen einer Geschichte oder das Kuscheln, wird das Gehirn auf den bevorstehenden Schlaf vorbereitet. Diese Signale helfen dem Körper, den Übergang vom Wachzustand in den Schlaf zu erleichtern.

Eine etablierte Schlafroutine kann zudem Verhaltensproblemen vorbeugen. Kinder, die regelmäßig und zur gleichen Zeit schlafen gehen, neigen weniger zu Reizbarkeit und Hyperaktivität, da sie ausreichend Erholung erhalten. Auch die Eltern-Kind-Bindung profitiert von dieser gemeinsamen Zeit, die oft als ruhig und intim erlebt wird.

Langfristig fördert eine stabile Abendroutine gesunde Schlafgewohnheiten, die bis ins Erwachsenenalter hineinwirken können. Kinder lernen, Schlaf als eine positive und notwendige Komponente ihres Tagesablaufs zu betrachten, was Schlafstörungen vorbeugen und die allgemeine Lebensqualität steigern kann. Routinen sind somit ein essenzieller Baustein im Schlafcoaching für Kinder.

Unbehandelte Schlafstörungen können bei Kindern zu ernsthaften Folgen führen, darunter Verhaltensauffälligkeiten, Lernschwierigkeiten und eine erhöhte Anfälligkeit für emotionale Probleme. Ein häufiges Symptom des gestörten Kinderschlafs, welches nicht immer direkt mit Schlafstörungen in Verbindung gebracht wird, ist ein hyperaktiv **auffälliges Verhalten tagsüber**.

Kinder reagieren auf Schlafmangel anders als Erwachsene. Während Erwachsene nach einer schlechten Nacht mit Tagesschläfrigkeit und einer reduzierten Leistungsfähigkeit zu kämpfen haben, versuchen Kinder das Schlafdefizit durch übermäßige motorische Aktivität zu kompensieren. Meist tritt dieses hyperaktive Verhalten in Kombination mit einer schlechten Stimmung und höheren Reizbarkeit auf. Zusätzlich zeigen die Kinder mit einem Schlafdefizit eine geringere Konzentrationsfähigkeit und eine reduzierte Aufmerksamkeitsspanne, wodurch die Beschäftigungen im Alltag häufig schwieriger und frustraner wahrgenommen werden. Dieses Verhalten der Kinder führt dann häufig bei den betroffenen Eltern zu Stressreaktionen und Überforderung. Es entsteht also eine negative Dynamik, die sich gegenseitig verstärkt und ein Eskalationsrisiko birgt. So kann der gestörte Schlaf von Kindern schnell zu einer psychischen Belastungssituation innerhalb der Familie führen, die wiederum negative Folgen auf den Schlaf der Kinder und Eltern haben kann (Teufelskreis).

Viele Eltern nutzen auch in solchen Situationen vermehrt Medien für ihre Kinder, um Ruhepausen zu schaffen. Die führt häufig bei einer zu lockeren elterlichen Kontrolle **zu langen Medienzeiten** und dem Konsum altersinadäquater Medieninhalte. Dies kann wiederum das Schlafverhalten negativ beeinflussen und den Wunsch der Kinder nach mehr Medienzeit verstärken.

Die Zahlen und Fakten hierzu entwickeln sich alarmierend. Im Durchschnitt machen Kinder in Deutschland im Alter von 2 bis 3 Jahren erste Erfahrungen mit dem Fernseher, unter den 6- bis 13-Jährigen haben dann schon 34 % ein eigenes Gerät (Paulus 2024). In den meisten Fällen erfolgt das Ferngesehen bevorzugt beim Abendessen, das heißt direkt vor dem Schlafengehen. 44 % der 6- bis 13-Jährigen und 96 % der 12- bis 19-Jährigen besitzen ein Smartphone (Medienpädagogischer Forschungsverbund 2022). Studienergebnisse der BzgA (Bundeszentrale für gesundheitliche Aufklärung) zeigen, dass bundesweit 22,4 % der 12- bis 17-Jährigen einen problematischen Medienkonsum haben.

Die Nutzung digitaler Technologien bei Kindern und Jugendlichen wirkt sich negativ auf den Schlaf aus und führt zu einer verkürzten Gesamtschlafdauer, reduzierten Schlafqualität, dem Auftreten von Schlafstörungen, einer verzögerten Einschlafzeit oder einem gestörten Schlafrhythmus. Bereits die bloße Präsenz eines Mediengeräts im Schlafzimmer kann sich nachteilig auf den Schlaf auswirken (Carter 2016).

Ein weiterer negativer Effekt des hohen Medienkonsums bei Kindern und Jugendlichen ist die damit einhergehende Reduktion der körperlichen Aktivität sowie auch Tendenzen zu einem ungesünderen Ernährungsverhalten.

Hinweise zum Medienverhalten spielen demnach auch eine wichtige Rolle in einem Schlafcoaching. Ein Schlafcoach kann dabei helfen, den Eltern Strategien an die Hand zu geben, um ein gesundes Medienverhalten zu gestalten und dadurch gesunde Schlafgewohnheiten zu fördern und kindliche Schlafstörungen nachhaltig zu beheben.

Als Richtlinie für Eltern können folgende Medienzeiten für Kinder- und Jugendliche empfohlen werden (siehe Abb. 3.2). Zudem sollte auf altersgerechte Medieninhalte sowie eine allgemeine klare elterliche Kontrolle des Medienkonsums geachtet werden.

Coachingtipp

Folgende 5 Fragen können im Schlafcoaching dabei helfen, bei Kindern Schlafstörungen zu erkennen:

- Braucht das Kind 30 min oder länger, um einzuschlafen bzw. um nach dem nächtlichen Aufwachen wieder einzuschlafen?
- Verhält sich das Kind im Schlaf auffällig?
- Ist das Kind am Tag fit und munter?
- Wie viel Zeit pro Tag verbringt das Kind vor Medien?
- Fühlen sich die Eltern durch das Schlaf-Wach-Verhalten des Kindes beeinträchtigt?

3.2   Schlafbezogene Atmungsstörungen

Schlafbezogene Atmungsstörungen (SBAS) umfassen eine Reihe von Erkrankungen, die durch abnormale Atmungsmuster während des Schlafs gekennzeichnet sind. Die bekannteste und am häufigsten diagnostizierte Form ist die obstruktive Schlafapnoe (OSA), aber es gibt auch andere Formen wie die zentrale Schlafapnoe (ZSA) und das obstruktive Schlafapnoe-Hypopnoe-Syndrom (OSAHS). Diese Störungen haben erhebliche Auswirkungen auf die Gesundheit und das Wohlbefinden der Betroffenen und sind ein bedeutendes öffentliches Gesundheitsproblem.

Die obstruktive Schlafapnoe (OSA) tritt auf, wenn die Atemwege während des Schlafs teilweise oder vollständig blockiert sind, was zu wiederholten Atemaussetzern führt. Diese Blockaden werden häufig durch eine Erschlaffung der Muskulatur im Rachenraum verursacht, die den Luftweg verengt und den Luftfluss behindert. Das Resultat sind lautes Schnarchen, Atemaussetzer und häufiges Erwachen, die den Schlaf fragmentieren und die Schlafqualität mindern.

Im Gegensatz dazu ist die zentrale Schlafapnoe (ZSA) durch das Versagen des zentralen Nervensystems gekennzeichnet, die Atmung während des Schlafs zu steuern. Hierbei gibt es keine physische Blockade der Atemwege, sondern das Gehirn sendet keine Signale an die Atemmuskulatur, was zu Atempausen führt. Diese Form der Apnoe ist seltener als OSA und tritt häufig bei Patienten mit Herzinsuffizienz oder neurologischen Erkrankungen auf.

Das obstruktive Schlafapnoe-Hypopnoe-Syndrom (OSAHS) ist eine Mischung aus OSA und Hypopnoe (teilweise Reduktion des Atemflusses). Es umfasst Episoden sowohl vollständiger als auch teilweiser Obstruktion der Atemwege, was zu signifikanten Schwankungen der Sauerstoffsättigung im Blut führt.

Prävalenz und Risikofaktoren

Schlafbezogene Atmungsstörungen sind weitverbreitet. Studien schätzen, dass etwa 24 % der Männer und 9 % der Frauen im mittleren Alter von OSA betroffen sind. Diese Prävalenz steigt mit zunehmendem Alter und ist bei übergewichtigen und adipösen Personen deutlich höher. Adipositas gilt als einer der stärksten Risikofaktoren, da überschüssiges Fettgewebe im Rachenraum die Atemwege verengen kann.

Weitere Risikofaktoren sind anatomische Anomalien wie vergrößerte Mandeln oder eine zurückversetzte Kieferstellung, genetische Prädispositionen, Alkoholkonsum, Rauchen und bestimmte Medikamente, die den Muskeltonus im Rachenraum verringern können. Zudem sind Männer häufiger betroffen als Frauen, wobei die Prävalenz bei Frauen nach der Menopause steigt, was auf hormonelle Einflüsse hinweist.

Gesundheitliche Auswirkungen und Komorbiditäten

Schlafbezogene Atmungsstörungen haben weitreichende gesundheitliche Folgen. Kurzfristig führen sie zu übermäßiger Tagesmüdigkeit, Konzentrationsstörungen und einem erhöhten Unfallrisiko. Langfristig sind sie mit einer Vielzahl von ernsthaften Gesundheitsproblemen assoziiert, darunter Bluthochdruck, Herz-Kreislauf-Erkrankungen, Schlaganfall, Diabetes mellitus Typ 2 und Depressionen. Insbesondere OSA wird als unabhängiger Risikofaktor für arterielle Hypertonie und Herzinsuffizienz angesehen. Die wiederholten Sauerstoffabfälle und Schlafunterbrechungen erhöhen den sympathischen Tonus, was zur Entwicklung und Verschlechterung kardiovaskulärer Erkrankungen beiträgt.

Diagnostik und Therapie

Die Diagnose von schlafbezogenen Atmungsstörungen erfolgt primär durch eine Polysomnografie, eine umfassende schlafmedizinische Untersuchung, die in einem Schlaflabor durchgeführt wird. Hierbei werden verschiedene Parameter wie Atmungsfluss, Sauerstoffsättigung, Herzfrequenz und Hirnaktivität während des Schlafs überwacht. In weniger komplexen Fällen kann auch eine ambulante Schlafapnoe-Screening-Untersuchung ausreichen.

Die Behandlung richtet sich nach dem Schweregrad der Störung und den individuellen Bedürfnissen des Patienten. Für viele Patienten mit OSA ist die kontinuierliche positive Atemwegsdrucktherapie (CPAP) die bevorzugte Methode. Dabei wird während des Schlafs ein kontinuierlicher Luftstrom durch eine Maske in die Atemwege geleitet, um deren Offenhaltung zu gewährleisten. Alternativen zur CPAP-Therapie sind orale Apparaturen, die den Unterkiefer nach vorne verlagern, und chirurgische Eingriffe, die anatomische Engstellen beseitigen.

Neben diesen spezifischen Behandlungen spielen auch allgemeine Lebensstiländerungen eine wichtige Rolle. Gewichtsreduktion, regelmäßige körperliche Aktivität, Vermeidung von Alkohol und Tabak sowie die Anpassung der Schlafhygiene können die Symptome deutlich verbessern und die Notwendigkeit einer intensiveren Behandlung verringern.

3.3   Schlafbezogene Bewegungsstörungen

Schlafbezogene Bewegungsstörungen (SBM) sind eine Gruppe von Erkrankungen, die durch abnormale Bewegungen während des Schlafs oder beim Einschlafen gekennzeichnet sind. Diese Störungen können die Schlafqualität erheblich beeinträchtigen und zu Tagesmüdigkeit sowie anderen gesundheitlichen Problemen führen. Zu den bekanntesten und am häufigsten diagnostizierten SBM zählen das Restless-Legs-Syndrom (RLS), die periodischen Beinbewegungen im Schlaf (PLMS) und die REM-Schlaf-Verhaltensstörung (RBD). Dieses Kapitel gibt einen Überblick über die verschiedenen Arten von schlafbezogenen Bewegungsstörungen, ihre Ursachen, Symptome, Diagnostik und Behandlungsmöglichkeiten.

3.3.1 Restless-Legs-Syndrom (RLS)

Das Restless-Legs-Syndrom, auch bekannt als Willis-Ekbom-Krankheit, ist eine neurologische Störung, die durch einen unwiderstehlichen Drang gekennzeichnet ist, die Beine zu bewegen. Dieser Drang wird oft von unangenehmen Empfindungen wie Kribbeln, Ziehen oder Brennen begleitet, die hauptsächlich in Ruhephasen auftreten und sich abends oder nachts verschlimmern. Die Bewegung der Beine lindert diese Symptome vorübergehend, was jedoch zu Schlafunterbrechungen und unruhigem Schlaf führen kann. Die genauen Ursachen von RLS sind noch nicht vollständig verstanden, aber es wird angenommen, dass genetische Faktoren, Eisenmangel und Störungen im Dopaminstoffwechsel eine Rolle spielen.

3.3.1.1 Periodische Beinbewegungen im Schlaf (PLMS)

PLMS sind wiederholte stereotype Bewegungen der Beine, die hauptsächlich während des Non-REM-Schlafs auftreten. Diese Bewegungen, die oft alle 20 bis 40 s stattfinden, können das Aufwachen aus dem Schlaf verursachen oder den Schlaf fragmentieren, ohne dass der Betroffene es bewusst wahrnimmt. Die genaue Ursache von PLMS ist unbekannt, aber sie tritt häufig bei Personen mit RLS auf und kann auch mit anderen Schlafstörungen, neurologischen Erkrankungen und dem Gebrauch bestimmter Medikamente in Verbindung stehen.

3.3.1.2 REM-Schlaf-Verhaltensstörung (RBD)

Die REM-Schlaf-Verhaltensstörung ist durch abnormale Bewegungen und Verhaltensweisen während der REM-Schlafphase gekennzeichnet, in der normalerweise eine Muskelatonie (Muskelerschlaffung) auftritt. Bei RBD fehlt diese Muskelatonie, sodass Betroffene ihre Träume ausleben und komplexe, oft gewalttätige Bewegungen ausführen. Diese Störung tritt häufig bei älteren Menschen auf und kann ein Vorläufer neurodegenerativer Erkrankungen wie Parkinson oder Demenz sein. Die genaue Pathophysiologie von RBD ist nicht vollständig geklärt, aber sie scheint mit Dysfunktionen im Hirnstamm zusammenzuhängen.

Ursachen und Risikofaktoren
Die Ursachen für SBM sind vielfältig und können genetische, neurologische und umweltbedingte Faktoren umfassen. Bei RLS und PLMS spielen genetische Prädispositionen eine bedeutende Rolle. Studien haben gezeigt, dass etwa 40 % der Patienten mit RLS eine familiäre Vorgeschichte der Störung haben. Zudem wurde ein Zusammenhang zwischen RLS und Eisenmangel festgestellt, was darauf hindeutet, dass eine gestörte Eisenverwertung im Gehirn die Symptome verursachen könnte. Auch Störungen im Dopaminstoffwechsel, ein wichtiger Neurotransmitter im Gehirn, sind mit RLS und PLMS assoziiert.

Für RBD sind neurodegenerative Erkrankungen ein wesentlicher Risikofaktor. Etwa 50 % der Patienten mit RBD entwickeln später eine Parkinsonkrankheit, eine Lewy-Körper-Demenz oder eine Multiple-System-Atrophie. Auch der Gebrauch bestimmter Medikamente, wie Antidepressiva, kann das Risiko für RBD erhöhen.

Diagnostik
Die Diagnose von schlafbezogenen Bewegungsstörungen erfolgt durch eine gründliche Anamnese, körperliche Untersuchung und schlafmedizinische Untersuchungen. Ein wesentlicher Bestandteil der Diagnostik ist die Polysomnografie, eine umfassende Schlafstudie, die im Schlaflabor durchgeführt wird. Sie zeichnet verschiedene physiologische Parameter wie Hirnaktivität, Augenbewegungen, Muskelaktivität und Atmung auf, um abnormale Bewegungen und deren Auswirkungen auf den Schlaf zu identifizieren.

Für RLS kann auch ein sogenannter aktigrafischer Test verwendet werden, bei dem ein Gerät am Handgelenk getragen wird, um Bewegungen während des Schlafs über mehrere Nächte zu überwachen. Blutuntersuchungen zur Feststellung von Eisenmangel oder anderen metabolischen Störungen können ebenfalls hilfreich sein.

Behandlungsmöglichkeiten
Die Behandlung von SBM zielt darauf ab, die Symptome zu lindern, die Schlafqualität zu verbessern und die zugrunde liegenden Ursachen zu behandeln. Für RLS und PLMS sind dopaminerge Medikamente, die den Dopaminspiegel im Gehirn erhöhen, häufig die erste Wahl. Diese Medikamente, wie Pramipexol und Ropinirol, haben sich als wirksam erwiesen, können jedoch Nebenwirkungen wie Übelkeit, Schwindel und Schlafattacken verursachen. In einigen Fällen können auch Eisenpräparate, Antikonvulsiva oder Benzodiazepine eingesetzt werden.

Für RBD werden häufig Melatonin oder Clonazepam verschrieben, um die Muskelatonie während des REM-Schlafs zu fördern und abnormale Bewegungen zu reduzieren. Es ist auch wichtig, das Schlafumfeld sicher zu gestalten, um Verletzungen zu vermeiden, beispielsweise durch das Entfernen gefährlicher Gegenstände aus dem Schlafzimmer.

Fazit
Schlafbezogene Bewegungsstörungen sind komplexe Erkrankungen mit vielfältigen Ursachen und erheblichen Auswirkungen auf die Lebensqualität der Betroffenen. Eine genaue Diagnose und individuelle Therapieansätze sind entscheidend, um die Symptome zu lindern und die Schlafqualität zu verbessern. Angesichts der potenziellen Verbindungen zu ernsthaften neurologischen Erkrankungen sind auch eine langfristige Überwachung und gegebenenfalls eine interdisziplinäre Behandlung notwendig. Zukünftige Forschungen sind erforderlich, um die zugrunde liegenden Mechanismen besser zu verstehen und neue, effektivere Behandlungsmöglichkeiten zu entwickeln.

Literatur

CarterB, 2016. Association between portable screenbased media device access or use and sleep outcomes: a systematic review and meta-analysis. JAMAPaediatr170:1202–1208

Dilling H, Freyberger HJ (Hrsg) (2010) Taschenführer zur ICD-10-Klassifikation psychischer Störungen. Huber, Bern

Dittmann V, Freyberger HJ, Stieglitz R-D, Zaudig M (1992) Die ICD-10 Merkmalsliste. In: Dittmann V, Dilling H, Freyberger HJ (Hrsg) Psychiatrische Diagnostik nach ICD-10 – Klinische Erfahrungen bei der Anwendung. Huber, Bern, S 185–216

Frank W. Paulus. Digitale Medien und Schlaf bei Kindern und Jugendlichen: Grundlagen. Pädiatrie & Pädologie | Ausgabe 2/2024

Medienpädagogischer Forschungsverbund Süd-west (2022) JIM-Studie 2022 – Jugend, Information, Medien. https://www.mpfs.de/fileadmin/files/Studien/JIM/2022/JIM_2022_Web_final.pdf. Zugegriffen: 28. Sept 2024

Schlarb A et al (2015) Sleep duration and sleep problems in a representative sample of German children and adolescents. Health 7:1397–1408

4

Die 3 zentralen Säulen eines gesunden Schlafs

In den vorangegangenen Kapiteln haben wir viel über Regulationsmechanismen, Einflussfaktoren und Störungen des Schlafs erfahren. Gehen wir nun näher darauf ein, wie wir den Schlaf bei Menschen mit Schlafproblemen und Schlafstörungen nachhaltig positiv beeinflussen können.

Hierfür ist vor allem die Berücksichtigung der äußeren Rahmenbedingungen und individuellen Verhaltensweisen grundlegend, um einen erholsamen Schlaf zu ermöglichen. Im Schlafcoaching bedarf es daher vor allem der Kenntnis von folgenden Bereichen (Abb. 4.1):

4.1 Schlafumgebung

Auch wenn wir nachts mit geschlossenen Augen im Bett liegen, hat unsere Schlafumgebung einen großen Einfluss auf unser Schlafverhalten. Wir verbringen immerhin die meiste private Zeit in unserem Zuhause im Schlafzimmer. Demnach sollten folgende Gegebenheiten für einen erholsamen Schlaf berücksichtigt werden.

Eine beruhigende Raumatmosphäre schaffen
Das Schlafzimmer sollte ein aufgeräumter, gemütlicher Rückzugsort sein. Auch die Farbgestaltung kann einen Einfluss auf unsere Stimmung haben. Hierzu zählen Wandfarbe, Vorhänge, Einrichtung und Dekoration. Ruhige und gedämpfte Farben werden hier von vielen Menschen bevorzugt.

M. Dworak und A. Steiner, *Schlafcoaching*, https://doi.org/10.1007/978-3-662-70386-1_4

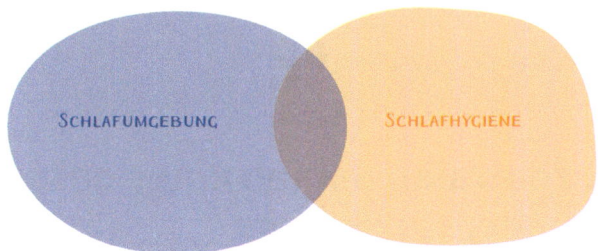

Abb. 4.1 Die Schlafumgebung und Schlafhygiene bilden die Grundlage eines gesunden Schlafs

Für Ordnung und Aufgeräumtheit sorgen
Ein aufgeräumtes Schlafzimmer fördert die Ruhe und Entspannung, da nicht der Drang besteht, erst Ordnung zu machen. Unordnung und Chaos im Schlafzimmer können bei vielen Menschen zu innerer Unruhe führen und sie schlechter schlafen lassen. Hier sind natürlich die individuellen Präferenzen zu berücksichtigen.

Räumliche Distanz zwischen Arbeit und Schlaf schaffen
Im Schlafzimmer oder aus dem Bett heraus zu arbeiten nimmt der Umgebung die Assoziation der Ruhe und Entspannung, wodurch langfristig das Schlafverhalten und die Schlafqualität beeinträchtigt werden können. Es ist also empfehlenswert, Arbeits- und Ruhebereiche voneinander zu trennen, um die persönlichen Grenzen zwischen Berufs- und Privatleben zu wahren und sowohl die Arbeitsleistung, als auch die Schlafqualität aufrecht zu erhalten. Wer seinen Homeoffice-Platz im Schlafzimmer hat, kann durch Raumtrenner oder Pflanzen die Sicht aus dem Bett auf den Schreibtisch verdecken. In solchen Fällen sollte es auch klare Regeln geben, wann der PC am Abend komplett ausgeschaltet wird und eine ausreichend lange Pause zwischen dem Schlaf und der letzten Arbeitseinheit eingeplant werden.

Das richtige Bett finden
Das Bett, die Matratze und das Kopfkissen sind dazu da, eine angenehme Schlafposition zu unterstützen und dem Körper die Möglichkeit zur Entspannung zu geben. Dazu sollten möglichst alle Komponenten an die individuellen physiologischen Merkmale des Schlafenden, zum Beispiel die Körpergröße, das Körpergewicht, die generelle Konstitution oder andere physiologische Besonderheiten angepasst werden. Das bedeutet, es sollten eine Matratze mit passendem Härtegrad, ein ergonomisches Bettgestell und

ein Kopfkissen, das die bevorzugte Schlafposition unterstützt, gewählt werden. Das beugt körperlichen Beschwerden wie Muskelverspannungen (insbesondere im Schulter-Nacken-Bereich), Sodbrennen, Atembeschwerden
vor, die allesamt die Schlafqualität beeinträchtigen.

Die richtige Matratze wählen

> Eine medizinisch korrekte Schlafposition stellt sicher, dass die Schultern und
> die Halswirbelsäule im rechten Winkel zueinander liegen und der Kopf und die
> Wirbelsäule bis hin zum Becken idealerweise eine gerade Linie bilden.

Bei der Auswahl der Matratze kommt es besonders auf den Härtegrad und
die Körperform an. Je höher das Gewicht, desto fester sollte die Matratze
sein. Entsprechend der Schlafposition und Körperform definierte Stützzonen sorgen dafür, dass die Wirbelsäule gerade positioniert wird und der Körper (insbesondere Schultern und Hüfte) richtig einsinkt. Länge, Breite und
Material der Matratze werden an der Körpergröße und den persönlichen
Präferenzen gemessen.

Richtwerte bei der Matratzenauswahl sind vorrangig das Körpergewicht,
welches den Härtegrad der Matratze bestimmt, sowie die Körperform, die
darüber entscheidet, ob besondere Stützzonen erforderlich sind.

HÄRTEGRAD DER MATRATZE

- Härtegrad H1: bis 60 kg
- Härtegrad H2: 60–80 kg
- Härtegrad H3: 80–100 kg
- Härtegrad H4: ab 100 kg
- Härtegrad H5: ab 130 kg

KÖRPERTYP BZW. KÖRPERFORM/STÜTZZONEN

In Bezug auf die Matratzenwahl geht es bei der Körperform hauptsächlich
um das Verhältnis der Schulter- und Hüftpartien. Durch unterschiedlich
ausgeprägte Körperbereiche, zum Beispiel breite Schultern oder Hüften,
kann der punktuell herrschende Aufliegedruck variieren. Mit einer pas-
send definierten Stützzone werden die betroffenen Körperteile gestützt oder
entlastet.

Das richtige Kissen wählen

Das Kissen bestimmt die Haltung des Kopfes während des Schlafs und ist verantwortlich dafür, dass die Halswirbelsäule nachts gut platziert und geschützt wird. Ist das Kissen zu hoch, wird der Hals überstreckt oder die Wirbelsäule zu stark abgeknickt. Ist es dagegen zu flach, wird der Kopf unter Umständen nicht ausreichend gestützt und die Muskulatur überdehnt. Bei der Auswahl des Kopfkissens sollte vor allem eine passende Höhe gewählt werden. Aber auch die Form, Stützkraft und Größe sollten zu den physiologischen Bedürfnissen passen.

Kissen für Rückenschläfer

Um eine gesunde und ergonomische Schlafposition zu erreichen, benötigen Rückenschläfer ein stabiles Kissen, das den Bereich zwischen der oberen Schulterpartie und dem Hinterkopf ausfüllt und den Nacken stützt. So wird der Kopf in einer geraden Position gehalten und die Wirbelsäule stabilisiert. Es sollte kein zu flaches oder zu hohes Kissen verwendet werden, damit der Kopf waagerecht gelagert und die Halswirbel nicht überdehnt oder abgeknickt werden (siehe Abb. 4.2).

Kissen für Seitenschläfer

Ein gutes Kissen für Seitenschläfer stützt den Kopf und Nacken, erlaubt der Schulter das Einsinken in die Matratze und füllt den Bereich zwischen der Schulterpartie und der Halswirbelsäule gut aus. So wird eine einseitige Überdehnung der Halsmuskulatur verhindert und der Kopf während des Schlafs stabilisiert. Entscheidend ist also die richtige Höhe des Kissens, da eine falsche seitliche Ablage des Kopfes schnell zu einseitigen Verspannungen führt (siehe Abb. 4.3).

Kissen für Bauchschläfer

Beim Schlafen auf dem Bauch werden die Halswirbel durch die seitliche Ablage des Kopfs stark belastet. Eine zusätzliche Erhöhung des Kopfbereiches durch ein dickes Kissen verstärkt das Abknicken des Nackens, begünstigt eine unnatürliche Verbiegung der Wirbelsäule und erhöht den Druck auf

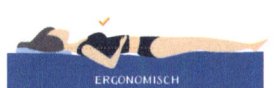 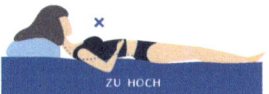 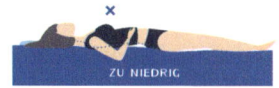

Abb. 4.2 Ergonomische Bewertung verschiedener Kissenarten für den Schlaf in Rückenlage

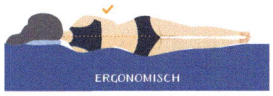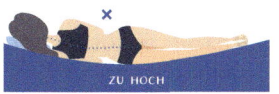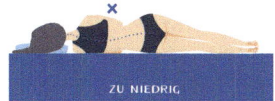

Abb. 4.3 Ergonomische Bewertung verschiedener Kissenarten für den Schlaf in Seitenlage

die Hüfte. Als Bauchschläfer kann man unter Umständen komplett auf ein Kissen verzichten oder ein möglichst flaches, stabiles Kissen wählen, das den Kopf leicht stützt und während des Schlafs Halt gibt (siehe Abb. 4.4).

Kühles Raumklima

Bei einem gesunden Erwachsenen liegt die normale Körperkerntemperatur in der Regel zwischen 36,5 und 37,5 Grad Celsius, die Temperatur an der Oberfläche der Haut bei ca. 28 bis 37 Grad Celsius. Die Körpertemperatur bleibt aber nie konstant und unterliegt je nach Tageszeit, Gesundheitszustand, Aktivitätslevel oder hormonellem Zustand ganz natürlichen Schwankungen von bis zu 1 Grad Celsius (siehe Abb. 4.5).

Abends sinkt die Körpertemperatur auf natürliche Weise langsam ab und ist zwischen 2 und 3 Uhr am niedrigsten, bevor sie zum Morgen hin wieder langsam ansteigt. Beim Einschlafen werden einige Körpermechanismen

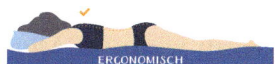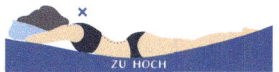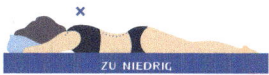

Abb. 4.4 Ergonomische Bewertung verschiedener Kissenarten für den Schlaf in Bauchlage

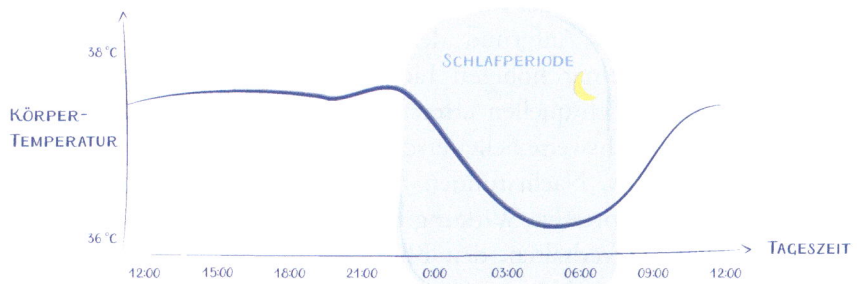

Abb. 4.5 Natürliche Veränderungen der Körpertemperatur im Tages- und Nachtverlauf

heruntergefahren: Die Muskelaktivität, der Blutdruck und die Herzfrequenz sinken, es wird weniger Sauerstoff benötigt und die Atmung verlangsamt sich. Venen und andere Blutgefäße weiten sich, wodurch Wärme abgegeben wird und auch die Oberflächentemperatur auf der Haut abnimmt. Dieses Herabsinken ist Teil der natürlichen Schlafregulation und eine Voraussetzung für die Initiierung des Einschlafprozesses (Harding et al. 2019).

Wenn die Körpertemperatur in der Nacht zu stark schwankt, muss der Körper bestimmte Gegenmaßnahmen ergreifen, um eine Überhitzung oder Unterkühlung zu verhindern. Er beginnt unter Umständen damit, zu schwitzen, um Wärme über die Haut abzugeben oder zu zittern, um durch Muskelaktivität Wärme zu erzeugen.

Empfehlung: Eine kühlere Raumtemperatur, optimalerweise zwischen 16 und 18 Grad Celsius, sowie an das räumliche Klima angepasste Bettdecke und Schlafkleidung schaffen äußere Bedingungen, die die natürliche Thermoregulation des Körpers erlauben. Dadurch wirken sie förderlich für einen normalen und durchgängigen Schlaf. Achtung gilt im Sommer bei Ventilatoren und offenen Fenstern. In Kombination mit dem Schweiß auf der Haut können die Luftzüge Verspannungen begünstigen und aufgrund der ohnehin sinkenden Körpertemperatur zu Erkältungen führen.

Gedimmte Beleuchtung

Licht und Dunkelheit spielen eine besonders wichtige Rolle für den Schlaf-Wach-Rhythmus und werden auch mit geschlossenen Augen sehr gut wahrgenommen. Tageslicht fördert die Ausschüttung des Neurotransmitters Serotonin, der bei Dunkelheit zu Melatonin umgewandelt wird. Am Morgen und tagsüber hellem Licht ausgesetzt zu sein, erhöht den Serotoninspiegel, wirkt damit positiv auf die kognitive Leistung, die Wachheit und das Wohlbefinden und führt zu einer früheren Melatoninausschüttung am Abend, wodurch das Einschlafen leichter fällt (Mead 2008).

Dabei besteht ein wichtiger Unterschied zwischen Tageslicht und elektronischen Lichtquellen. Aufgrund der speziellen Zusammenstellung des Lichtspektrums und einer höheren Lichtintensität kann Tageslicht nicht durch elektronische Lichtquellen ersetzt werden, selbst wenn diese an bewölkten Tagen vergleichsweise heller erscheinen (siehe Abb. 4.6).

In den Abend- bzw. Nachtstunden hat helles und insbesondere blaues Licht jedoch eine suppressive Wirkung auf den Melatoninspiegel, was sich negativ auf das Schlafverhalten, den Blutdruck und die Thermoregulation auswirkt (Gooley et al. 2011).

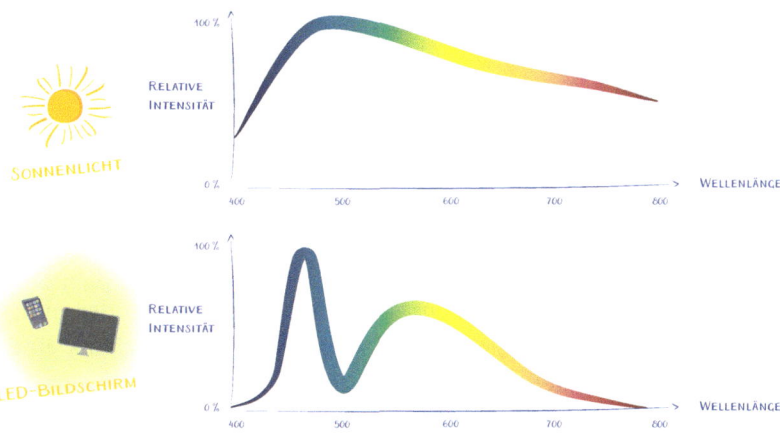

Abb. 4.6 Darstellung der relativen Lichtintensitäten von natürlichem Sonnenlicht und Bildschirmlicht

Info Unter blauem Licht werden die kurzwelligen Anteile im Lichtspektrum bezeichnet. Sie machen einen großen Anteil des natürlichen Sonnenlichts aus und werden auch von LED-Bildschirmen ausgestrahlt. In den Abend- und Nachtstunden zeigt blaues Licht in einzelnen Studien negative Effekte auf verschiedene Aspekte des Schlafs und der Gesundheit (Silvani et al. 2022; Wong und Bahmani 2022).

Empfehlung: Es ist empfehlenswert, bereits vor dem Zubettgehen eine starke Raumbeleuchtung zu vermeiden und sich in einer lichtgedimmten Umgebung aufzuhalten, um die zirkadiane Rhythmik des Körpers nicht künstlich zu beeinflussen. Das Schlafzimmer sollte dunkel und frei von einfallendem Tageslicht sowie elektronischen Lichtquellen wie Bildschirmen, Wecker oder Smartphones gehalten werden. LED-Bildschirme sollten unmittelbar vor dem Zubettgehen nicht mehr genutzt werden oder mindestens in den sogenannten Nachtmodus gesetzt werden, um den ausstrahlenden Blaulichtanteil zu reduzieren. Nachts sollten Vorhänge oder Rollläden geschlossen bleiben, Stand-by-Lichter oder aufleuchtende Smartphones ausgeschaltet werden.

Lärmquellen reduzieren

Während des Schlafs bleibt die Sinneswahrnehmung durchaus aktiv. So reagiert das Gehör auch im Schlaf und während des Einschlafens auf akustische Reize in der Umgebung und leitet die wahrgenommenen Signale ins Gehirn weiter.

Das menschliche Gehör umfasst einen Frequenzbereich von ca. 20 bis 20.000 Hertz. Je nachdem, in welcher Schlafphase man sich gerade befindet, kann die Reizempfindlichkeit des Gehörs unterschiedlich stark ausfallen. Im Tiefschlaf werden viele Geräusche erst gar nicht richtig wahrgenommen, da der Körper sich auf die Regeneration und Erholung fokussiert. In den REM-Schlafphasen dagegen ist der Hörsinn empfindlicher, denn in dieser Zeit ist das Gehirn ohnehin sehr aktiv und reagiert dann auch schneller und stärker auf akustische Reize in der Umgebung.

Anhaltender Lärm, plötzlich auftretende Geräusche oder andere starke akustische Signale bedingen somit auch während des Schlafs eine Aktivierung des Nervensystems und wirken dadurch einem ruhigen und ungestörten Schlaf entgegen. Entscheidend dabei ist jedoch auch, wie ein auftretendes Geräusch letztendlich im Hirn verarbeitet und bewertet wird. Das Gehirn ist nämlich durchaus in der Lage, bestimmte Töne aus einer Klangumgebung herauszufiltern und weniger wichtige Signale auszublenden. Gerade dann, wenn ein Geräusch aus einer sonst ruhigen Umgebung heraussticht, wird das Gehirn aber schnell in Alarmbereitschaft gesetzt, was den Einschlafprozess behindert oder uns erwachen lässt.

Empfehlung: Für einen ungestörten Schlaf gilt es, die Schlafumgebung möglichst ruhig zu gestalten, Fenster geschlossen zu halten oder bei Bedarf auf Hilfsmittel wie Ohrstöpsel zurückzugreifen. Smartphones zudem nicht nur auf stumm stellen, sondern bestenfalls auch die Vibrationsfunktion ausschalten.

Coachingtipp

Die Gestaltung bzw. Optimierung der geeigneten Schlafumgebung sollte auch Bestandteil des Coachingprozesses sein. Dies sollte bereits zum Beginn des Coachings angegangen werden. Bilder aus dem Schlafbereich der Klienten können dem Coach dabei helfen einen Eindruck von der direkten Schlafumgebung zu bekommen und schlaffördernde Empfehlungen zu geben.

4.2   Schlafhygiene

Der Begriff der Schlafhygiene mag für viele zunächst ungewohnt klingen, da Hygiene häufig mit Sauberkeit und Desinfektion in Verbindung gebracht wird. Dennoch ist Hygiene ein durchaus breiter gefasster Begriff, der die Verhütung von Krankheiten und die Erhaltung, Förderung und Festigung der Gesundheit beschreibt mit dem Ziel, die Leistungsfähigkeit und das

Wohlbefinden des Einzelnen und der Gesellschaft zu erhalten oder zu verbessern. Aus dieser Perspektive ist der Begriff der Schlafhygiene als Element zur Verbesserung des Schlafes durchaus angebracht.

Die Schlafhygiene bezeichnet in der Schlafmedizin das Zusammenwirken bestimmter Verhaltensweisen sowie die Gestaltung der Schlafumgebung, um den Schlaf erholsamer zu gestalten und seine Qualität langfristig zu verbessern. Die Empfehlungen der Schlafhygiene gelten für jeden Menschen. Sie sind nicht nur eine wichtige Grundlage der Prävention von Schlafstörungen, sondern haben sich im Rahmen einer kognitiv-verhaltenstherapeutischen Behandlungsstrategie bei Insomnie und anderen nicht klinischen Schlafstörungen als wirkungsvoll erwiesen. Mithilfe einer guten Schlafhygiene kann es gelingen, selbstwirksam bessere Bedingungen für das Ein- und Durchschlafen zu schaffen. Hierzu gibt es konkrete Empfehlungen, die jeder Schlafende an die eigenen Bedürfnisse anpassen kann, um sie als langfristige Gewohnheiten für einen guten Schlaf in den Alltag zu integrieren.

Wichtig: Die Aufklärung über eine gute Schlafhygiene ist ein Grundpfeiler des Schlafcoachings. Eine gute Schlafhygiene zu etablieren, bildet eine wichtige Grundlage und ist häufig ein erster, effektiver Schritt zur Verbesserung des Schlafs.

Regelmäßige Schlafzeiten

Regelmäßige Schlafzeiten und ein regelmäßiges Schlafpensum sind eine feste Grundlage für einen erholsamen Schlaf. Gleichbleibende Schlaf- und Aufwachzeiten wirken sich positiv auf die Gesundheit aus. Sie stabilisieren den circadianen Rhythmus und helfen, regelmäßig genügend Schlaf zu erhalten. Die Einhaltung von regelmäßigen Schlaf- und Wachzeiten sollte idealerweise auch an Wochenende beibehalten werden.

Ruhige Abend- und Schlafroutinen

Der Mensch ist ein „Gewohnheitstier", daher können die Gesundheit und das Schlafverhalten nicht nur von regelmäßigen Schlafzeiten, sondern auch von festen Abendroutinen stark profitieren. Das Ausüben täglicher oder auch wöchentlicher Routinen reduziert das Risiko für Schlafstörungen (Zisberg et al. 2010) und wirkt förderlich auf den Einschlafprozess. Wenn gewisse Routinen vor dem Zubettgehen etabliert werden, können diese Tätigkeiten mit dem Schlaf assoziiert werden und helfen, den Körper auf die Ruhephase einzustimmen.

Weil Stress im Alltag einer der stärksten Gegenspieler des Schlafs ist, eignen sich Routinen zur Stressreduktion und Förderung der allgemeinen Entspannung sehr gut, um den Schlaf zu unterstützen. Dabei kann sowohl auf körperlicher als auch auf mentaler Ebene gezielt daran gearbeitet werden, zur Ruhe zu kommen und sich auf den Schlaf vorzubereiten.

Empfehlenswerte Abendrituale

- Achtsamkeitstechniken wie Atemübungen, Meditation oder Yoga (siehe Kap. 6).
- Pflegeroutinen wie das abendliche Zähneputzen, Gesichtsreinigung
- Warmes Bad/Warme Dusche
- Tagebuchschreiben/Journaling, Lesen, Zeichnen
- Entspannende Musik oder Podcasts hören
- Wohltuende Aromatherapien
- Schlaffördernde Ernährungsweisen, z. B. Schlaftee

Gesunde Tagesroutinen

Ähnlich wie bei der Abendgestaltung profitiert der Schlaf auch von einer gewissen Routine im Tagesverlauf. Ein geregelter Alltag mit regelmäßigen Abläufen kann die Schlafqualität und Schlafeffizienz verbessern sowie die Schlaflatenz verkürzen (Zisberg et al. 2010). Außerdem fördert er die Gesundheit und Lebensqualität.

Neben der Regelmäßigkeit zählt natürlich, wie der Tag insgesamt gestaltet ist. Eine gesunde Ernährung, ausreichend Zeit an der frischen Luft und im Tageslicht sowie ein gewisses Maß an Aktivität bilden die Grundlage für einen gesundheits- und schlaffreundlichen Alltag. Mit der zirkadianen Rhythmik verändert sich der körperliche Zustand im Tagesverlauf. Die Energiereserven werden langsam verbraucht und die Aktivität der Stoffwechselprozesse, Verdauungstätigkeiten, die Körpertemperatur, die geistige Leistungsfähigkeit und viele andere Bereiche unterliegen natürlichen Schwankungen. Deshalb kann es förderlich sein, die Tagesroutinen, Mahlzeiten oder sportliche Aktivität an den individuellen inneren Rhythmus anzupassen. Wichtiger ist jedoch, dass Ernährung, Aktivität und Tageslichtkonsum zu Grundbestandteilen der täglichen Routine werden.

Körperliche Aktivität

(Regelmäßige) Körperliche Aktivität ist wichtig für die Gesundheit und hilft häufig dabei, den Schlaf, die Lebensqualität und das allgemeine Wohlbefinden zu verbessern. Sie steht in einer engen Verbindung mit der Prävention und Behandlung zahlreicher Krankheiten wie Diabetes, Übergewicht oder Osteoporose und wirkt positiv auf die kognitive Leistung (Rippe 2018). Körperliche Aktivität wird von allen führenden Fachgesellschaften als non-pharmakologische Intervention zur Verbesserung des Schlafs empfohlen. Körperliche Aktivität, v. a. am Nachmittag, reduziert die Einschlafzeit, erhöht die Schlafqualität und erhöht ab einem gewissen Intensitätsgrad zudem den Tiefschlafanteil (Dworak et al. 2008).

In einen gesunden Tagesablauf sollte physische Aktivität fest integriert werden. Dabei geht es nicht zwingend um intensive Sporteinheiten. Auch moderate Belastungen sind ausreichend, um einen positiven Effekt auf den Schlaf auszuüben.

Tageslicht

Tageslicht hat zahlreiche positive Effekte auf die Gesundheit und ist der wichtigste externe Taktgeber der inneren Uhren. Am Morgen und den Tag über sollte daher möglichst viel Tageslicht konsumiert werden. Schon 10–15 min im Tageslicht können die Gesundheit unterstützen.

Ernährung

Über die Ernährung nimmt der Körper die Energie und überlebenswichtigen Nährstoffe auf, die er jeden Tag für eine gesunde Funktion benötigt. Das Schlafverhalten wird von vielen dieser Prozesse beeinflusst, zum Beispiel dem Blutzuckerspiegel, dem Stoffwechsel oder der Verdauungsaktivität. Um eine unangemessene Kalorienzufuhr und die Unter- oder Überversorgung zu vermeiden, sollten ausgewogene, nährstoffreiche Mahlzeiten zu regelmäßigen Zeiten in den Alltag integriert werden. Ebenfalls wichtig ist, über den Tag verteilt genügend Flüssigkeit einzunehmen. Der Richtwert der Deutschen Gesellschaft für Ernährung liegt bei 2–3 Litern Wasser pro Tag [Deutsche Gesellschaft für Ernährung, 2024]. Koffein und Alkohol können den Schlaf nachweislich stören und die Schlafqualität reduzieren.

4.3 Stimuluskontrolle

Die Stimuluskontrolle basiert auf der klassischen Konditionierung, einem Prinzip der Verhaltenstherapie, das darauf abzielt, Assoziationen zwischen bestimmten Reizen und Verhaltensweisen zu verändern. Bei Menschen mit Schlafstörungen kann das Bett durch wach machende Aktivitäten wie Fernsehen, Arbeiten oder Grübeln negativ konditioniert sein. Diese Aktivitäten führen dazu, dass das Bett nicht mehr als Ort der Entspannung und des Schlafes, sondern als Ort der Wachsamkeit wahrgenommen wird. Die Folge ist eine erhöhte Schlaflosigkeit, da der Körper und der Geist sich nicht mehr automatisch auf Ruhe einstellen, sobald man das Bett betritt.

Eine Studie von Bootzin (1972), einem Pionier auf dem Gebiet der Schlafpsychologie, zeigte, dass Stimuluskontrolle eine wirksame Methode zur Verbesserung der Schlafqualität ist. Durch die bewusste Steuerung von Reizen im Schlafumfeld kann eine positive Assoziation zum Schlaf wiederhergestellt werden.

Empfehlungen für die Umsetzung der Stimuluskontrolle im Schlafcoaching

Das Bett nur zum Schlafen nutzen
Eine der grundlegendsten Regeln der Stimuluskontrolle ist, das Bett ausschließlich für Schlaf und sexuelle Aktivitäten zu nutzen. Alle anderen Aktivitäten wie Lesen, Fernsehen, Essen oder Arbeiten sollten außerhalb des Bettes stattfinden. Diese Maßnahme hilft, das Bett mit Schlaf zu assoziieren und nicht mit wachen Aktivitäten.

Nur ins Bett gehen, wenn man müde ist
Es ist wichtig, nur dann ins Bett zu gehen, wenn man sich wirklich müde fühlt. Das Liegen im Bett, während man wach ist, kann zu Grübeleien führen und die Schlaflosigkeit verstärken. Wenn man nach 15–20 min nicht eingeschlafen ist, sollte man das Bett verlassen und eine ruhige, entspannende Aktivität ausüben, bis man sich wieder schläfrig fühlt.

Aufstehen, wenn man nicht einschlafen kann
Wenn man nachts aufwacht und nicht innerhalb von 15–20 min wieder einschlafen kann, sollte man das Bett verlassen. Es ist besser, eine andere entspannende Tätigkeit in einem anderen Raum zu unternehmen, als im Bett zu liegen und sich über den mangelnden Schlaf zu ärgern. Erst wenn man wieder schläfrig wird, sollte man ins Bett zurückkehren.

Regelmäßige Schlafenszeiten einhalten
Ein weiterer wichtiger Aspekt der Stimuluskontrolle ist die Einhaltung regelmäßiger Schlaf- und Aufstehzeiten, auch an Wochenenden. Dies hilft, die innere Uhr zu stabilisieren und fördert einen konsistenten Schlaf-Wach-Rhythmus. Eine konstante Routine kann die Wahrscheinlichkeit erhöhen, dass man schneller einschläft und eine bessere Schlafqualität erreicht.

Vermeidung von Nickerchen
Tagsüber eingenommene Nickerchen können die Nachtschlafqualität beeinträchtigen, insbesondere wenn sie zu lang oder zu spät am Tag sind. Wenn

Nickerchen notwendig sind, sollten sie kurz (etwa 20–30 min) und früh am Nachmittag sein, um den nächtlichen Schlaf nicht zu stören.

Angenehme und schlaffördernde Schlafumgebung
Die Gestaltung des Schlafumfeldes spielt eine wichtige Rolle. Das Schlafzimmer sollte dunkel, ruhig und kühl sein. Störende Lichtquellen und Lärm sollten vermieden werden, da sie das Einschlafen und Durchschlafen erschweren können. Eine bequeme Matratze und Bettwäsche sind ebenfalls wichtig, um einen erholsamen Schlaf zu fördern.

Reduktion von Stress und Angst vor dem Schlafen
Es ist ratsam, sich vor dem Schlafengehen zu entspannen und Stress abzubauen. Entspannungstechniken wie tiefe Atemübungen, Meditation oder progressive Muskelentspannung können helfen, den Körper und Geist auf den Schlaf vorzubereiten. Zudem sollte man vermeiden, kurz vor dem Schlafengehen über stressige Themen nachzudenken oder anstrengende Gespräche zu führen.

Zusammenfassend ist die Stimuluskontrolle eine effektive Methode zur Behandlung von Schlafstörungen und spielt eine entscheidende Rolle im Schlafcoaching. Durch gezielte Veränderungen im Verhalten und der Schlafumgebung können negative Assoziationen zum Bett abgebaut und ein gesunder Schlaf-Wach-Rhythmus gefördert werden. Die genannten Empfehlungen sind praxisnahe Maßnahmen, die helfen können, Schlafprobleme zu reduzieren und die allgemeine Schlafqualität zu verbessern. Ein erfolgreiches Schlafcoaching, das Stimuluskontrolle integriert, kann somit einen wesentlichen Beitrag zur psychischen und physischen Gesundheit leisten.

Coachingtipp

Die Regeln der gesunden Schlafhygiene geben eine Hilfestellung dafür, optimale Schlafbedingungen herzustellen. Dabei können und sollten die Regeln individuell angepasst werden, damit sie erfolgreich dazu beitragen, das Schlafverhalten zu verbessern. Im Coaching kann es sinnvoll sein, den Ist-Zustand der einzelnen Bereiche (Schlafrhythmus, Schlafumgebung, Abend- und Tagesroutinen) zu analysieren, um herauszufinden, wo das individuelle Optimierungspotenzial liegt. Daraufhin lassen sich angepasste Strategien entwickeln, die sich zum Beispiel auf die Veränderung der Bettumgebung oder die Einführung hilfreicher Abendroutinen konzentrieren.

Literatur

Arlinghaus KR, Johnston CA (2018 Dec 29) The importance of creating habits and routine. Am J Lifestyle Med 13(2):142–144

Bootzin RR (1972) Stimulus Control Treatment for Insomnia. Reprinted from the Proceedings, 80th Annual Convention, APA, 395–396

Deutsche Gesellschaft für Ernährung. Referenzwert Wasser, https://www.dge.de/wissenschaft/referenzwerte/wasser/ (Stand 08.2024)

Dworak M, Wiater A, Alfer D, Stephan E, Hollmann W, Strüder HK (2008) Increased slow wave sleep and reduced stage 2 sleep in children depending on exercise intensity. Sleep Med 9:266–272

Gooley JJ, Chamberlain K, Smith KA, Khalsa SB, Rajaratnam SM, Van Reen E, Zeitzer JM, Czeisler CA, Lockley SW (2011) Exposure to room light before bedtime suppresses melatonin onset and shortens melatonin duration in humans. J Clin Endocrinol Metab 96(3):E463–E472

Harding EC, Franks NP, Wisden W (2019 Apr) The temperature dependence of sleep. Front Neurosci 24(13):336

Mead MN (2008 Apr) Benefits of sunlight: a bright spot for human health. Environ Health Perspect 116(4):A160–A167

Mikulska J, Skoczylas K, Rokicki S, Schok K (2023 Jun 6) How blue light affect sleep. J Education Health and Sport 37(1):74–79

Rippe JM (2018 Jul 20) Lifestyle Medicine: The Health Promoting Power of Daily Habits and Practices. Am J Lifestyle Med 12(6):499–512

Silvani MI, Werder R, Perret C (2022) The influence of blue light on sleep, performance and wellbeing in young adults: A systematic review. Front Physiol 13:943108

Wong NA, Bahmani H (2022) A review of the current state of research on artificial blue light safety as it applies to digital devices. Heliyon 8(8):e10282

Zisberg A, Gur-Yaish N, Shochat T (2010 Apr 1) Contribution of routine to sleep quality in community elderly. Sleep 33(4):509–514

5

Weitere Interventionen zur Verbesserung des Schlafs

5.1 Bewegung und Sport

Bewegung und Sport für einen gesunden Schlaf im Rahmen eines Schlaf-
coachings sind grundlegend sehr wichtig. Dennoch müssen einige Dinge
bei der Implementierung und Weiterführung sportlicher Aktivitäten im
Rahmen des Schlafcoachings beachtet werden, damit sich die körperliche
Aktivität fördernd und nicht störend auf den Schlaf auswirkt. Körperliche
Aktivität wirkt auf verschiedene Weisen positiv auf den Schlaf. Erstens erhöht sie die Gesamtschlafzeit und die Qualität des Tiefschlafs, der Phase des
Schlafs, in der die körperliche Erholung und Regeneration am intensivsten
sind. Dabei hängt der Effekt auf den Tiefschlaf vor allem von der Intensität der vorangegangenen Belastung ab. Sowohl moderate als auch intensive
Belastungen fördern die Schlafqualität und reduzieren die Einschlafzeit. In
eigenen Studien konnten wir dennoch zeigen, dass der Tiefschlafanteil v. a.
nach intensiven Belastungen erhöht ist (Dworak et al. 2008). Dies scheint
u. a. durch die erhöhten Adenosinlevel im Gehirn nach intensiveren Belastungen bedingt zu sein (Dworak et al. 2007).

Bewegung fördert zudem die Ausschüttung von Endorphinen und reduziert Stresshormone wie Cortisol, was wiederum zur Entspannung und
einem besseren Einschlafen beiträgt.

Ein weiterer wichtiger Mechanismus ist die Regulation der Körpertemperatur. Körperliche Aktivität erhöht die Kerntemperatur des Körpers, gefolgt
von einem Abfall einige Stunden später, was das Einschlafen fördert. Dieser Effekt ähnelt dem natürlichen Temperaturverlauf des Körpers, der nachts

M. Dworak und A. Steiner, *Schlafcoaching*, https://doi.org/10.1007/978-3-662-70386-1_5

sinkt, um den Schlaf zu erleichtern. Zudem kann Bewegung die zirkadianen Rhythmen stabilisieren, was besonders wichtig für Personen mit unregelmäßigen Schlaf-Wach-Zyklen ist.

Empfehlungen für sportliche Aktivitäten im Schlafcoaching
Um den maximalen Nutzen aus Bewegung für den Schlaf zu ziehen, ist es wichtig, bestimmte Faktoren wie Art, Dauer, Intensität und Zeitpunkt der Aktivität zu berücksichtigen. Im Folgenden werden Empfehlungen basierend auf wissenschaftlichen Erkenntnissen gegeben.

5.1.1 Art der sportlichen Aktivität

Nicht alle Sportarten wirken sich gleichermaßen auf den Schlaf aus. Aerobe dynamische Aktivitäten wie Laufen, Radfahren oder Schwimmen sind besonders wirksam bei der Verbesserung der Schlafqualität. Sie erhöhen die Herzfrequenz und fördern die Durchblutung, vor allem auch im Gehirn, was zur Freisetzung bestimmter Botenstoffe und dem erhöhten Transport von L-Tryptophan durch die Blut-Hirn-Schranke führt. Auch der Gehirn-Energiestoffwechsel wird durch körperliche Belastungen angeregt.

Auch ein Krafttraining mit einer hohen Reizdichte (kurze Pausen, z. B. Zirkeltraining) und vielen Wiederholungszahlen kann zu ähnlichen Effekten führen. Auch die Schlafqualität, Tiefschlafdauer und Vigilanz am Folgetag können durch ein Krafttraining positiv beeinflusst werden (Bennie JA und Tittlbach 2020; Kovacevic et al. 2018; Santiago et al. 2022).

Aber nicht nur dynamische Ausdauer- und Krafttrainingsbelastungen können den Schlaf positiv beeinflussen. Auch moderate Aktivitäten wie Yoga oder Tai-Chi, die entspannend wirken, können den Schlaf fördern, insbesondere durch die Reduktion von Stress und Angst. Insgesamt wurden 2142 Teilnehmer aus 27 randomisierten kontrollierten Studien in die Analyse einbezogen. Es zeigte sich, dass Trainingsmethoden wie Pilates, Yoga und traditionelle chinesische Übungen die Schlafqualität im Vergleich zu einer Kontrollgruppe ohne Training deutlich verbesserten, wobei Pilates mit einer Verbesserung von 95,3 % den stärksten Effekt zeigte (Xie et al. 2024).

Aktivitäten mit einer hohen motivationalen Komponente (Wettkämpfe, Kurse mit lauter Musik und Licht etc.) können sich auch negativ auf den Schlaf auswirken, da sie mit einer hohen Stimulation des Nervensystems einhergehen können.

Im Schlafcoaching sollte zudem die motivationale Komponente beachtet werden. Körperliche Bewegung soll Spaß machen und freiwillig erfolgen.

Demnach ist die Auswahl geeigneter Bewegungsformen für Klienten wichtig, um eine Regelmäßigkeit und Kontinuität bestmöglich zu erreichen.

5.1.2 Dauer der sportlichen Aktivität

Die WHO empfiehlt in aktuellen Richtlinien für Erwachsene mindestens 150 min körperliche Aktivität moderater Intensität pro Woche.

Grundlegend können wir festhalten, dass die optimale Trainingsdauer individuell sehr unterschiedlich sein kann. Die Dauer der Trainingseinheiten hängt vor allem neben dem Trainingszustand auch von der Art der Aktivität und der Intensität der Belastung ab.

Ausdauerbelastungen zwischen 20 min (Anfänger) und 40–60 min (Fortgeschrittene) können als Orientierung herangezogen werden. Krafttrainingseinheiten sollten mit 10–20 Wiederholungen pro Satz durchgeführt werden, um die dynamische Komponente ausreichend zu gestalten und positive Wirkungen auf die Herzfrequenz und die Hämodynamik zu ermöglichen.

Längere oder intensivere Trainingseinheiten können ebenfalls hilfreich sein, sollten aber individuell angepasst werden, um Übertraining zu vermeiden, das wiederum den Schlaf negativ beeinflussen kann.

5.1.3 Intensität der sportlichen Aktivität

Auch die Intensität der körperlichen Aktivität spielt eine Rolle bei den Effekten auf den Schlaf. Moderate bis intensive Aktivitäten sind besonders effektiv, um die Schlafqualität zu verbessern und die Einschlafzeit zu verkürzen. Moderate Intensität kann als Aktivitäten definiert werden, bei denen man leicht ins Schwitzen kommt und die Atmung erhöht ist, aber dennoch sprechen kann. Intensive Aktivitäten führen zu einem deutlich höheren Herzschlag und erschweren das Sprechen. Intensive Belastungen führen zudem zu einer Erhöhung des Tiefschlafanteils und der EEG-Delta-Aktivität (Dworak et al. 2008) (siehe Abb. 5.1).

Es ist wichtig, eine Intensität zu wählen, die dem individuellen Fitnesslevel entspricht und die Gesundheit fördert, ohne den Körper zu überlasten. Zu intensive Einheiten können einen aufputschenden Effekt haben und den Schlaf eher stören.

Zone	% Max Herzfrequenz	Anstrengung	Fitnessziel
5	90 – 100 %	Maximal	Aufbau schnell leitender Muskelfasern zur Optimierung der Sprintgeschwindigkeit
4	80 – 90 %	Hoch	Verbesserung der Anaeroben Grenzwerte und maximalen Leistungsfähigkeit für kurze Maximalanstrengungen
3	70 – 80 %	Moderat	Verbesserung der Aeroben Fitness und Muskelkraft
2	60 – 70 %	Leicht	Aufbau von Grundausdauer, Fettverbrennung. Geeignet für lange Trainingszeiträume
1	50 – 60 %	Sehr leicht	Aufwärmen, Cool-Down und aktive Erholung
0	< 50 %	Erholung	Keine nennenswerte körperliche Belastung

Abb. 5.1 Darstellung der einzelnen Herzfrequenzbereiche zur Einschätzung der Belastungsintensität bei körperlichen Belastungen

5.1.4 Zeitpunkt der sportlichen Aktivität

Der Zeitpunkt des Trainings kann einen erheblichen Einfluss auf den Schlaf haben. Es wird allgemein empfohlen, intensive körperliche Aktivitäten idealerweise mindestens **3–4 h vor dem Schlafengehen** zu beenden. Dies liegt daran, dass intensive Bewegung die Körpertemperatur und den Adrenalinspiegel erhöht, was das Einschlafen erschweren kann. Work-outs am Nachmittag sind daher ideal, da sie den Körper ausreichend aufwecken und gleichzeitig einen ausreichenden Abstand zur Schlafenszeit ermöglichen. Morgendliche Aktivitäten haben gleichwertige positive Effekte, lassen aber meist keinen direkt messbaren Effekt auf den darauffolgenden Nachtschlaf erkennen. Die kann möglicherweise daran liegen, dass diese durch die längere Regenerationsperiode am Tag kompensiert werden (z. B. Effekte auf den Stoffwechsel, Biochemie im Gehirn etc.).

Späte abendliche Aktivitäten sollten eher moderat sein oder einen beruhigenden Charakter haben, wie Yoga, ein leichtes Ausdauer- oder Beweglichkeitstraining oder auch nur ein Spaziergang. Dies ist aber stark von individuellen Präferenzen und Gewohnheiten abhängig.

Die pauschale Aussage, dass körperliche Aktivität am Abend den Schlaf stört, ist wissenschaftlich nicht eindeutig belegt. Aktuelle Studien zeigen, dass kurzfristiges abendliches Training und hochintensives Training keine signifikanten negativen Auswirkungen auf die Schlafqualität haben, sich jedoch der physiologische zirkadiane Rhythmus verschieben kann (Kim et al. 2023).

Demnach sollten auch die potenziellen Effekte von körperlicher Aktivität als externem Zeitgeber auf die innere Uhr bedacht werden und gegebenenfalls im Rahmen des Schlafcoachings gezielt eingesetzt werden.

> **Coachingtipp**
>
> Körperliche Aktivität ist ein wesentliches Element im Schlafcoaching und spielt eine zentrale Rolle bei der Förderung eines gesunden Schlafs. Die richtige Kombination aus Art, Dauer, Intensität und Zeitpunkt der sportlichen Aktivität kann die Schlafqualität erheblich verbessern. Aerobe und moderate Aktivitäten, die regelmäßig und zeitlich gut abgestimmt durchgeführt werden, tragen zur körperlichen Ermüdung, Entspannung und einer besseren Regulierung der zirkadianen Rhythmen bei. Ein individuell angepasstes Bewegungsprogramm, das auf die Bedürfnisse und Fähigkeiten der Person zugeschnitten ist, kann somit nicht nur die Schlafqualität, sondern auch die allgemeine Gesundheit und Lebensqualität steigern.

5.2 Schlaffördernde Ernährung und Supplements

Die Ernährung spielt eine zentrale Rolle für die allgemeine Gesundheit und das Wohlbefinden, einschließlich der Qualität des Schlafs. Ein ausgewogener Schlaf-Wach-Rhythmus ist nicht nur von äußeren Faktoren wie Licht und körperlicher Aktivität abhängig, sondern wird auch durch die Nahrung beeinflusst, die wir zu uns nehmen. Im Rahmen eines Schlafcoachings kann die richtige Ernährung helfen, Schlafstörungen zu minimieren und die Schlafqualität zu verbessern.

Die Beziehung zwischen Ernährung und Schlaf ist komplex und wird durch mehrere biochemische Prozesse vermittelt. Makronährstoffe (Kohlenhydrate, Proteine, Fette) sowie Mikronährstoffe (Vitamine, Mineralstoffe) beeinflussen die Produktion und Funktion von Neurotransmittern und Hormonen, die den Schlaf-Wach-Zyklus regulieren.

Eine ausgewogene Ernährung, die reich an Nährstoffen ist, unterstützt nicht nur die allgemeine Gesundheit, sondern auch die neurologische Funktion, die für einen gesunden Schlaf entscheidend ist. Umgekehrt können Mängel an bestimmten Nährstoffen oder eine unausgewogene Ernährung zu Schlafstörungen führen. Zum Beispiel wurde gezeigt, dass ein Mangel an Magnesium und Vitamin D mit Schlaflosigkeit und schlechter Schlafqualität assoziiert ist. Ebenso können übermäßiger Koffein- und Alkoholkonsum die Schlafarchitektur stören und die Dauer des erholsamen Schlafs verringern.

5.2.1 Makronährstoffe

5.2.1.1 Kohlenhydrate

Kohlenhydrate spielen eine entscheidende Rolle in der Energieversorgung des Körpers und sind besonders wichtig für einen gesunden Schlaf. Sie werden im Körper zu Glukose abgebaut, die als Hauptenergiequelle dient. Diese Energie wird in Form von Adenosintriphosphat (ATP) gespeichert und für verschiedene Körperfunktionen genutzt, einschließlich derjenigen, die für erholsamen Schlaf notwendig sind.

Der Konsum von Kohlenhydraten und seine Auswirkungen auf Schlafdauer und -qualität wurden in vereinzelten wissenschaftlichen Studien untersucht. Darüber hinaus haben einige Untersuchungen einen Einfluss auf die Art der verzehrten Mahlzeit gezeigt. So waren feste Mahlzeiten mit einer verbesserten Einschlafverzögerung verbunden, während eine flüssige Mahlzeit etwas besser war als das Trinken von Wasser. Dies schien jedoch keinen Einfluss auf die Schlafqualität zu haben. Eine Metaanalyse ergab, dass nach dem Verzehr einer geringeren Menge an Kohlenhydraten mehr Zeit im Tiefschlaf (SWS) und weniger im REM-Schlaf verbracht wurde. Mithilfe von Polysomnografien gibt es mehrere Berichte darüber, dass der Kohlenhydratgehalt in der Ernährung die Schlafarchitektur beeinflussen kann. Beispielsweise reduzierte eine kohlenhydratreiche Mahlzeit die Non-REM-Phase 1 und erhöhte den REM-Schlaf während der 1. Nachthälfte (Porter et al. 1981). Niedrige Kohlenhydratwerte erhöhten die Zeit bis zum ersten REM-Einsetzen (Kwan et al.1986), erhöhten den Anteil an SWS und verringerten den Anteil an REM (Afaghi et al. 2008). Der Konsum von weniger Kohlenhydraten führte zu mehr SWS während des 1. Schlafzyklus (Yajima et al. 2014). Bei einer kohlenhydratarmen Ernährung gab es mehr SWS, während eine kohlenhydratreiche Ernährung mit mehr REM-Schlaf verbunden war (Driver et al. 1999).

Der glykämische Index (GI) von Lebensmitteln kann sich ebenfalls auf den Schlaf auswirken. Der GI misst, wie schnell und stark ein kohlenhydrathaltiges Lebensmittel den Blutzuckerspiegel nach dem Verzehr ansteigen lässt. Lebensmittel mit einem hohen GI werden schnell verdaut und führen zu einem raschen Anstieg des Blutzuckers, während Lebensmittel mit einem niedrigen GI langsamer verdaut werden und den Blutzucker allmählich ansteigen lassen.

Mahlzeiten mit hohem GI wurden im Vergleich zu Mahlzeiten mit niedrigem GI mit einer verbesserten Einschlafverzögerung in Verbindung gebracht. Darüber hinaus erwies sich der Konsum der Mahlzeit mit hohem GI 4 h vor dem Schlafengehen als wirksamer als 1 h davor (Afaghi et al. 2007).

Neuere Erkenntnisse deuten auch auf eine Rolle von Melatonin im Glukosestoffwechsel hin. Wissenschaftliche Studien legen nahe, dass Melatonin den Insulinhaushalt und die Glukoseaufnahme beeinflusst (Garaulet et al. 2020; Benton et al. 2022). Melatoninrezeptoren, die in der Bauchspeicheldrüse vorkommen, regulieren die Insulinsekretion. Während der Nacht, wenn die Melatoninproduktion hoch ist, wird die Insulinausschüttung gehemmt. Dies hat zur Folge, dass der Glukosestoffwechsel verlangsamt wird, was den Körper in einen nächtlichen „Energiesparmodus" versetzt. Der Melatoninspiegel ist somit direkt an den zirkadianen Rhythmus gekoppelt und beeinflusst, wann und wie effektiv Glukose verarbeitet wird.

Ein gestörter Melatoninzyklus, beispielsweise durch unregelmäßigen Schlaf oder Lichtexposition am Abend, kann daher auch den Glukosestoffwechsel negativ beeinflussen und langfristig zu Problemen wie

Insulinresistenz oder Typ-2-Diabetes beitragen. Ein gesunder Melatonin-rhythmus ist somit nicht nur für die Schlafqualität, sondern auch für die metabolische Gesundheit entscheidend.

5.2.1.2 Proteine

Proteine (Eiweißkörper) sind biologische Makromoleküle, die aus 20 ver-schiedenen Aminosäuren aufgebaut sind. Proteine sind die Grundbausteine aller lebendigen Zellen und verleihen ihnen neben ihrer Struktur auch ihre Funktion, wie z. B. die Signalübertragung (Neurotransmitter, Hormone, Re-zeptoren), die Koordination von Stoffwechselprozessen (Enzyme, Proteinki-nasen) sowie die Genetik (DNA und RNA). Wir wissen mittlerweile, dass Proteine eine entscheidende Rolle für einen gesunden Schlaf einnehmen.

Grundlegend können wir sagen, dass sowohl in Bezug auf die Schlafregu-lation als auch auf die regenerative Komponente des Schlafes Proteine von zentraler Bedeutung sind. Hierunter fallen die Produktion von erregenden oder hemmenden Neurotransmittern und der Aufbau von Zellstrukturen während des Schlafes. Proteine per se sind daher wichtig und sollten ausrei-chend über eine ausgewogene Ernährung konsumiert werden. Es gibt auch vereinzelte Aminosäuren, die isolierte Effekte auf schlafregulatorische Kom-ponenten gezeigt haben.

Die zentrale Rolle von der Aminosäure L-Tryptophan in der Schlafregula-tion wurde bereits in vorangegangenen Kapiteln erwähnt. Die Umwandlung in Serotonin und anschließend in einem lichtsensitiven Schritt in Melato-nin spielt eine entscheidende Rolle in der Schlaf-Wach-Regulation. Zudem scheinen die weiteren Eigenschaften von Melatonin mit den antiinflamm-atorischen und antioxidativen Eigenschaften, sowie die stoffwechselunter-stützende Rolle in den Mitochondrien allgemein der regenerativen Kompo-nente des Schlafes beizusteuern.

Eine weitere Aminosäure, die zunehmend an Interesse in der Schlaffor-schung gewinnt, ist L-Glycin. **L-Glycin** ist eine nicht essenzielle Amino-säure, die im Körper auf natürliche Weise vorkommt und eine entschei-dende Rolle bei verschiedenen biologischen Prozessen spielt. L-Glycin ist die kleinste und einfachste Aminosäure und ein wichtiger Bestandteil nahezu aller Proteine sowie ein wichtiger Knotenpunkt im Stoffwechsel.

Vereinzelte Studien deuten darauf hin, das L-Glycin die subjektive und objektive Schlafqualität (Bannai et al. 2012) sowie die subjektive Tagesbe-findlichkeit nach Schlafentzug verbessert (Bannai et al. 2012). Die positiven Effekte auf den Schlaf werden vermutlich primär durch das Absenken der

Körperkerntemperatur ausgelöst. Es fördert zudem die Entspannung, indem es als hemmender Neurotransmitter im zentralen Nervensystem wirkt und überaktive Nervensignale reduziert.

Ein weiterer Vorteil von L-Glycin ist seine Unterstützung der kognitiven Funktionen am nächsten Tag. Menschen, die L-Glycin vor dem Schlafen einnehmen, berichten oft von einem erfrischteren Gefühl beim Aufwachen und einer besseren Konzentrationsfähigkeit (Bannai et al. 2012).

L-Glycin kann durch Nahrungsergänzungsmittel oder den Verzehr von proteinreichen Lebensmitteln wie Fisch, Fleisch und Hülsenfrüchten aufgenommen werden. Es gilt als sicher und gut verträglich, wobei die empfohlene Dosierung typischerweise bei etwa 3 g vor dem Schlafengehen liegt.

Darüber hinaus tragen Proteine dazu bei, den Blutzuckerspiegel stabil zu halten. Ein stabiler Blutzuckerspiegel verhindert nächtliche Blutzuckerschwankungen, die zu Schlafunterbrechungen führen können. Eine ausgewogene Ernährung, die reich an hochwertigen Proteinen ist, fördert somit nicht nur die allgemeine Gesundheit, sondern unterstützt auch eine bessere Schlafqualität. Wichtig ist, Proteine über den Tag verteilt zu sich zu nehmen, um eine konstante Versorgung mit Aminosäuren sicherzustellen, die für die Produktion von schlafregulierenden Substanzen notwendig sind.

5.2.1.3 Fettsäuren

Fettsäuren spielen ebenfalls eine wichtige Rolle in der regenerativen Komponente des Schlafes, vor allem durch ihre Wirkung auf die Hormonproduktion und die Zellmembranstruktur. Omega-3- und Omega-6-Fettsäuren sind besonders wichtig, da sie als Vorläufer für bestimmte Neurotransmitter und Hormone fungieren, die den Schlaf-Wach-Rhythmus beeinflussen.

Eine Schlüsselrolle spielt dabei erneut der L-Tryptophan- und Melatoninstoffwechsel, dessen Produktion durch Omega-3-Fettsäuren gefördert wird (Patrick und Ames 2015). Diese Fettsäuren verbessern die Fluidität der Zellmembranen im Gehirn und erleichtern so die Signalübertragung zwischen Nervenzellen. Studien zeigen, dass Menschen mit einem hohen Gehalt an Omega-3-Fettsäuren, insbesondere Docosahexaensäure (DHA), eine verbesserte Schlafqualität und tiefere Schlafphasen erleben.

Zudem tragen Fettsäuren zur Regulation von Entzündungsprozessen bei, die den Schlaf negativ beeinflussen können. Chronische Entzündungen, oft verursacht durch ein Ungleichgewicht zwischen Omega-3- und Omega-6-Fettsäuren, können den Schlaf stören und zu Schlaflosigkeit führen. Gute Quellen für Omega-3-Fettsäuren sind z. B. diverse Fischsorten (wie Lachs und Makrele), Walnüsse und Leinsamen.

5.2.2 Mikronährstoffe

Bestimmte Vitamine und Mineralstoffe sind entscheidend für einen gesunden Schlaf:

- **Magnesium:** Magnesium wirkt entspannend auf das Nervensystem und kann helfen, Muskelverspannungen zu lösen. Lebensmittel wie grünes Blattgemüse, Nüsse, Samen und Vollkornprodukte sind gute Magnesiumquellen.
- **Kalzium:** Kalzium unterstützt die Produktion von Melatonin. Milchprodukte, grünes Blattgemüse und Mandeln sind reich an Kalzium.
- **Vitamin D:** Ein Mangel an Vitamin D wurde mit Schlafstörungen in Verbindung gebracht. Eine ausreichende Sonnenexposition und Lebensmittel wie fetter Fisch und Eier können den Vitamin-D-Spiegel erhöhen.
- **Vitamin B6:** Dieses Vitamin ist an der Umwandlung von Tryptophan in Serotonin beteiligt. Gute Quellen sind Bananen, Kichererbsen und Lachs.
- **Hydration:** Eine ausreichende Flüssigkeitszufuhr ist wichtig für die allgemeine Gesundheit und kann auch den Schlaf verbessern. Dehydrierung kann zu Unwohlsein und Schlafstörungen führen. Es ist jedoch ratsam, übermäßiges Trinken kurz vor dem Schlafengehen zu vermeiden, um nächtliche Toilettengänge zu minimieren.

5.2.3 Schlafstörer

Es gibt auch gewisse Lebensmittel und Ernährungsweisen, die unseren Schlaf negativ beeinflussen können. Diese sollten daher nur eingeschränkt oder ganz gemieden werden.

- *Koffein*

Koffein ist ein weitverbreitetes Stimulans, das in vielen Getränken wie Kaffee, Tee und Energydrinks enthalten ist. Es wirkt, indem es die **Adenosinrezeptoren** im Gehirn blockiert, die für die Förderung des Schlafs verantwortlich sind. Diese Blockade kann dazu führen, dass das Einschlafen erschwert wird und die Schlafqualität insgesamt beeinträchtigt wird. Studien zeigen, dass der Konsum von Koffein, insbesondere in den Stunden vor dem Schlafengehen, die Einschlafzeit verlängern und die Schlafphasen stören kann. Darüber hinaus kann Koffein die REM-Schlafphasen, die für das Gedächtnis und die emotionale Verarbeitung wichtig sind, verringern. Selbst wenn Koffein mehr als 6 Stunden vor dem Schlafen konsumiert wird, kann es noch negative Auswirkungen auf die Schlafarchitektur haben. Die erhöhte Wachsamkeit und die gesteigerte Aktivität des zentralen Nervensystems können zu einer unruhigen Nacht führen und das Risiko für Schlafstörungen erhöhen. Für eine bessere Schlafqualität ist es daher ratsam, den Konsum von koffeinhaltigen Getränken zu reduzieren, insbesondere am Nachmittag und Abend. Es ist daher gerade bei koffeinsensiblen Personen ratsam, koffeinhaltige Getränke wie Kaffee, Tee und Energydrinks am Nachmittag zu meiden.

- *Alkohol*

Alkohol ist in vielen Kulturen ein weitverbreitetes Genussmittel, das oft zur Entspannung und zum Einschlafen konsumiert wird. Doch trotz seiner scheinbar beruhigenden Wirkung hat Alkohol erhebliche Nachteile für die Schlafqualität, die durch zahlreiche wissenschaftliche Studien belegt sind. Zunächst beeinflusst Alkohol die Schlafarchitektur.

Während des Abbaus von Alkohol entstehen Acetaldehyd und andere Abbauprodukte im Körper, die den Schlafrhythmus negativ beeinflussen. Acetaldehyd kann die REM-Schlafphasen verringern, die für die Gedächtniskonsolidierung und emotionale Verarbeitung wichtig sind. Zudem kann der Abbauprozess die Schlafqualität mindern, was zu häufigem Aufwachen und einem weniger erholsamen Schlaf führt.

Darüber hinaus führt Alkohol zu einer erhöhten Wachsamkeit in der 2. Nachthälfte. Studien zeigen, dass Menschen, die Alkohol konsumiert haben, häufiger in der Nacht aufwachen und Schwierigkeiten haben, wieder einzuschlafen. Dies liegt daran, dass Alkohol die Schlafzyklen stört und den Körper in einen weniger erholsamen Schlafzustand versetzt. Ein weiterer negativer Effekt ist die Dehydration. Alkohol wirkt harntreibend und kann zu nächtlichem Aufstehen führen, um zur Toilette zu gehen. Dies unterbricht den Schlaf und mindert die Gesamtqualität der Nachtruhe.

Langfristig kann regelmäßiger Alkoholkonsum zu Schlafstörungen wie Insomnie führen. Es ist wichtig, sich der Wechselwirkungen zwischen Alkohol und Schlaf bewusst zu sein bzw. Klienten bewusst zu machen, um die eigene Schlafgesundheit zu fördern. Ein bewusster Umgang mit Alkohol kann somit entscheidend für einen erholsamen Schlaf sein. Hierauf sollte auch im Schlafcoaching geachtet werden.

- *Schwere Mahlzeiten*

Schwere und fetthaltige Mahlzeiten am Abend können einen erheblichen Einfluss auf die Schlafqualität haben. Wenn wir kurz vor dem Schlafengehen reichhaltige Speisen konsumieren, muss der Körper zusätzliche Energie aufbringen, um die Nahrungsaufnahme zu verdauen. Dies führt häufig zu einer erhöhten Aktivität des Verdauungssystems, was die Entspannung behindert und das Einschlafen erschwert. Einige Fette, insbesondere gesättigte Fette, können die Schlafarchitektur stören. Studien zeigen, dass eine hohe Fettaufnahme mit weniger REM-Schlaf und häufigeren Wachphasen in Verbindung gebracht wird. Außerdem kann der Konsum von schwer verdaulichen Lebensmitteln zu Sodbrennen oder gastroösophagealem Reflux führen, was das Einschlafen und Durchschlafen zusätzlich beeinträchtigt. Um die Schlafqualität zu verbessern, ist es ratsam, die letzte Mahlzeit des Tages leicht und ausgewogen zu gestalten. Eine Kombination aus komplexen Kohlenhydraten, magerem Eiweiß und gesunden Fetten unterstützt nicht nur die Verdauung, sondern fördert auch einen erholsamen Schlaf.

5.2.4 Nahrungsergänzungsmittel für besseren Schlaf

Neben der Ernährung können auch bestimmte Nahrungsergänzungsmittel zur Verbesserung des Schlafs beitragen. Diese sollten jedoch mit Vorsicht und unter ärztlicher Aufsicht verwendet werden, da Überdosierungen oder Wechselwirkungen mit Medikamenten möglich sind.

Melatonin
Melatonin wird oft als sanfte Einschlafhilfe angepriesen, da es den natürlichen Schlafrhythmus unterstützt. Besonders bei Menschen mit Schlafstörungen, die durch Schichtarbeit oder Jetlag verursacht werden, kann Melatonin helfen, den Schlaf-Wach-Rhythmus zu regulieren. Studien haben gezeigt, dass die Einnahme von Melatonin das Einschlafen erleichtern und die Schlafqualität verbessern kann, insbesondere bei Personen, die unter einer verzögerten Schlafphase leiden. Ein weiterer Vorteil ist, dass Melatonin im Vergleich zu klassischen Schlafmitteln nicht abhängig macht und als natürliches Hormon nur minimale Nebenwirkungen hat. Zudem wirkt es nicht sedierend, das heißt, es beeinflusst nicht die kognitive Leistungsfähigkeit am nächsten Tag, wie es bei vielen synthetischen Schlafmitteln der Fall ist.

Trotz der positiven Wirkungen ist die Einnahme von Melatonin nicht für jeden geeignet. Einige Studien weisen darauf hin, dass die Wirkung bei gesunden Menschen ohne Schlafstörungen nur gering ist. Auch die langfristigen Auswirkungen einer regelmäßigen Melatonineinnahme sind noch nicht ausreichend erforscht. In einigen Fällen wurden Nebenwirkungen wie Kopfschmerzen, Schwindel oder Magenbeschwerden gemeldet.

Ein weiterer Nachteil ist die Unsicherheit in Bezug auf die Dosierung. Die optimale Dosis variiert stark je nach individueller Situation und kann bei einer falschen Einnahme den natürlichen Schlafrhythmus stören.

Rechtliche Situation in Deutschland
In Deutschland ist Melatonin als Nahrungsergänzungsmittel nur in einer Konzentration von bis zu 0,5 mg pro Dosis frei verkäuflich. Höhere Dosierungen fallen unter die Arzneimittelverordnung und sind verschreibungspflichtig. Diese strenge Regulierung soll sicherstellen, dass Melatonin nur bei tatsächlichem Bedarf und unter ärztlicher Aufsicht eingesetzt wird. In einigen anderen europäischen Ländern, wie z. B. der Schweiz sind melatoninhaltige Nahrungsergänzungsmittel dagegen nicht erlaubt.

Zusammenfassend lässt sich sagen, dass Melatonin eine temporär sinnvolle Unterstützung bei bestimmten Schlafproblemen sein kann, jedoch immer mit Bedacht und unter Berücksichtigung der individuellen Bedürfnisse und der rechtlichen Vorgaben verwendet werden sollte.

Magnesium
Magnesium ist ein essenzieller Mineralstoff, der eine wichtige Rolle in vielen biologischen Prozessen des Körpers spielt, einschließlich der Muskel- und Nervenfunktion sowie der Regulierung des Blutdrucks. In Bezug auf den Schlaf hat Magnesium in der wissenschaftlichen Forschung sowohl positive Effekte als auch potenzielle Einschränkungen gezeigt. Magnesium ist bekannt dafür, das parasympathische Nervensystem zu aktivieren, das für Entspannung und Erholung zuständig ist. Es trägt zur Regulation von Neurotransmittern bei, insbesondere GABA (Gamma-Aminobuttersäure), das die Gehirnaktivität beruhigt und die Einschlafzeit verkürzen kann. Einige Studien zeigen, dass eine erhöhte Magnesiumzufuhr die Schlafqualität verbessern und die Häufigkeit von Schlafstörungen wie Schlaflosigkeit verringern kann. Zudem wirkt Magnesium entspannend auf die Muskeln, was bei Menschen mit nächtlichen Muskelkrämpfen von Vorteil ist. Trotz der positiven Effekte können auch Nachteile auftreten, insbesondere bei übermäßiger Einnahme. Zu viel Magnesium kann Durchfall und Magenbeschwerden verursachen. Außerdem gibt es Menschen, die Magnesium nicht optimal absorbieren, insbesondere bei vorliegenden Gesundheitsproblemen wie Niereninsuffizienz. Die Forschungslage ist ebenfalls nicht einheitlich: Während einige Studien positive Effekte auf den Schlaf zeigen, weisen andere auf einen eher moderaten Nutzen hin. Zudem sollte Magnesium als Nahrungsergänzungsmittel nicht als Allheilmittel für Schlafprobleme betrachtet werden, da die

Ursachen von Schlafstörungen vielfältig sind. Eine typische Dosierung liegt bei 200–400 mg pro Tag, vorzugsweise abends eingenommen.

L-Tryptophan

L-Tryptophan ist eine essenzielle Aminosäure, die im Körper zur Produktion von Serotonin und Melatonin beiträgt – beides wichtige Neurotransmitter für die Regulierung des Schlaf-Wach-Rhythmus. Studien zeigen, dass L-Tryptophan die Einschlafzeit verkürzen und die Schlafqualität verbessern kann, insbesondere bei Menschen mit leichten Schlafstörungen. Es kann den Tiefschlaf fördern und so die Erholung des Körpers unterstützen.

Ein möglicher Nachteil ist, dass die Wirkung von L-Tryptophan individuell unterschiedlich ausfällt. Nicht jeder profitiert von der Einnahme, und in einigen Fällen kann es sogar zu unerwünschten Nebenwirkungen wie Übelkeit oder Verdauungsproblemen kommen. Außerdem wird L-Tryptophan im Körper nur begrenzt aufgenommen, sodass eine hohe Dosierung nicht zwangsläufig eine bessere Wirkung erzielt.

5-HTP (5-Hydroxytryptophan)

5-HTP ist ein Vorläufer von Serotonin. Die Gabe von 5-HTP kann die Serotonin-Konzentrationen (u. a. auch im Gehirn) erhöhen. Es bestehen jedoch auch deutliche Risiken, da 5-HTP im Gegensatz zu L-Tryptophan relativ unkontrolliert zu Serotonin metabolisiert wird und so zu überhöhten Serotoninwerten im Blut führen kann. Oral eingenommenes 5-HTP kann den Serotoninspiegel im Gehirn und in der Peripherie nachweislich erhöhen. Tatsächlich gibt es eine Vielzahl an wissenschaftlichen Studien zur pharmakologischen Wirkung von 5-HTP am Menschen. Sehr hohe Gaben von 5-HTP oder eine zusätzliche Einnahme von Arzneimitteln, die den Serotoninspiegel beeinflussen (Antidepressiva) können ein sog. Serotoninsyndrom mit Hyperthermie, Erbrechen, Verwirrtheit, Unruhe und Krämpfen auslösen. Aufgrund der wissenschaftlich belegbaren pharmakologischen Wirkung von 5-HTP wird das Nahrungsergänzungsmittel bereits von einigen Behörden als Funktionsarzneimittel eingestuft. Von einer unkontrollierten Einnahme und auch Empfehlung anderer Klienten im Rahmen eines Schlafcoachings raten wir daher dringend ab.

Viele **Kräuter und natürliche Pflanzenstoffe** haben beruhigende Eigenschaften und können in Form von Tees oder Kapseln eingenommen werden, um die Schlafqualität zu verbessern.

Baldrian

Baldrian (Valeriana officinalis) ist ein pflanzliches Nahrungsergänzungsmittel, das traditionell zur Förderung des Schlafs verwendet wird. Wissenschaftliche Studien legen nahe, dass Baldrian die Schlafqualität verbessern kann, indem es die Zeit bis zum Einschlafen verkürzt und die Tiefschlafphase verlängert. Die schlaffördernde Wirkung wird auf Inhaltsstoffe wie Valerensäure zurückgeführt, die hemmend auf das zentrale Nervensystem wirken. Jedoch sind die Ergebnisse zur Wirksamkeit uneinheitlich. Während einige Menschen positive Effekte erleben, zeigen andere Studien keine signifikanten Verbesserungen im Schlafverhalten. Zudem kann Baldrian bei manchen Personen Nebenwirkungen wie Kopfschmerzen, Magenbeschwerden oder Schwindel verursachen. Langfristige Auswirkungen und Wechselwirkungen mit anderen Medikamenten sind bisher nicht ausreichend erforscht. Daher sollte Baldrian nur in Absprache mit einem Arzt eingenommen werden.

Kamille

Kamille (Matricaria chamomilla) wird traditionell als pflanzliches Mittel zur Förderung des Schlafs verwendet. Sie enthält Apigenin, ein Antioxidans, das an bestimmte Rezeptoren im Gehirn bindet und so beruhigende Effekte hervorruft. Studien zeigen, dass Kamille bei leichten Schlafstörungen helfen kann, indem sie die Schlafqualität verbessert und die Einschlafzeit verkürzt (Adib-Hajbaghery et al. 2017). Besonders vorteilhaft ist Kamille für Menschen, die unter Stress oder Angst leiden, da ihre beruhigende Wirkung die Entspannung fördert.

Jedoch sind die Effekte von Kamille auf den Schlaf individuell unterschiedlich und in schweren Fällen von Schlafstörungen möglicherweise nicht ausreichend. Zudem kann der Konsum von Kamille bei manchen Menschen allergische Reaktionen auslösen, insbesondere bei Personen, die gegen Korbblütler (Asteraceae) allergisch sind. Daher sollte Kamille als Ergänzung, nicht als alleinige Therapie betrachtet werden.

Hopfen

Hopfen ist besonders reich an gesunden Gerb- und Bitterstoffen, wobei besonders die Bitterstoffe Humulon und Lupulon als wesentlich für die schlaffördernde und entspannende Wirkung von Hopfenzubereitungen gelten. Hopfen, hat sich auch als ein potenzielles Mittel zur Schlafverbesserung etabliert. Wissenschaftliche Studien zeigen, dass Hopfen beruhigende Eigenschaften besitzt, die durch die in den Blüten enthaltenen Bitterstoffe und ätherischen Öle vermittelt werden. Diese können die Schlafqualität verbessern, indem sie die Einschlafzeit verkürzen und die Tiefschlafphasen fördern. Allerdings gibt es auch Nachteile: Die Wirkung kann von Person zu Person variieren, und bei manchen Menschen können Nebenwirkungen wie Schläfrigkeit am nächsten Tag oder allergische Reaktionen auftreten. Daher ist es ratsam, Hopfen in Maßen und gegebenenfalls nach Rücksprache mit einem Arzt einzunehmen, um individuelle Reaktionen zu berücksichtigen.

Passionsblume

Die Passionsblume (Passiflora incarnata) enthält Flavonoide, Cumarine, Glykoside sowie ätherisches Öl und essenzielle Fettsäuren und wird häufig als pflanzliches Beruhigungsmittel eingesetzt, das positive Effekte auf den Schlaf haben kann. Wissenschaftliche Studien zeigen, dass Passionsblume die Schlafqualität verbessern und die Einschlafzeit verkürzen kann, indem sie die GABA-Aktivität im Gehirn erhöht. GABA ist ein Neurotransmitter, der beruhigende Effekte hat und Angstzustände reduzieren kann. Jedoch sind nicht alle Effekte unumstritten. Einige Studien weisen darauf hin, dass die Wirkung von Passionsblume variieren kann und bei manchen Menschen unerwünschte Nebenwirkungen wie Schwindel oder Übelkeit auftreten können.

Melisse

Die Melisse, auch bekannt als Zitronenmelisse, hat sich in der Schlafwissenschaft als vielversprechendes pflanzliches Mittel etabliert. Studien zeigen, dass Melisse beruhigende Eigenschaften hat und die Schlafqualität verbessern kann, indem sie Angst und Stress reduziert. Die enthaltenen ätherischen Öle wirken entspannend auf das zentrale Nervensystem und fördern das Einschlafen. Übermäßiger Konsum kann allerdings zu Magenbeschwerden führen und bei einigen Personen Müdigkeit am nächsten Tag verursachen. Zudem sind die wissenschaftlichen Erkenntnisse über die Langzeitwirkungen von Melisse auf den Schlaf noch begrenzt. Insgesamt ist Melisse ein potenzielles Hilfsmittel zur Schlafverbesserung, sollte aber in Maßen und unter Berücksichtigung individueller Reaktionen eingesetzt werden.

Ashwagandha

Ashwagandha, eine adaptogene Pflanze, wird häufig zur Verbesserung der Schlafqualität eingesetzt. Wissenschaftliche Studien zeigen, dass Ashwagandha Stress und Angstzustände reduzieren kann, was zu einer verbesserten Schlafqualität führt. Die enthaltenen Verbindungen, wie Withanolide, fördern die Entspannung und unterstützen den natürlichen Schlafzyklus. Zudem kann Ashwagandha die Einschlafzeit verkürzen und die Gesamtschlafdauer erhöhen. Bei manchen Menschen kann Ashwagandha Nebenwirkungen wie Magenbeschwerden oder Schläfrigkeit am Tag verursachen. Zudem kann es Wechselwirkungen mit bestimmten Medikamenten geben, insbesondere bei der Einnahme von Beruhigungsmitteln.

Fazit
Die Ernährung spielt somit eine bedeutende Rolle für die Qualität und Dauer des Schlafs. Ein ausgewogenes Verhältnis von Makro- und Mikronährstoffen kann die Produktion schlaffördernder Hormone unterstützen und die allgemeine Gesundheit fördern. Bestimmte Nahrungsmittel und Nahrungsergänzungsmittel können dabei helfen, Schlafstörungen zu minimieren und einen erholsamen Schlaf zu fördern. Im Rahmen eines Schlafcoachings sollte daher eine individuelle Ernährungsberatung erfolgen, um eine optimale Unterstützung des Schlafs zu gewährleisten. Es ist wichtig, einen gesunden Lebensstil zu pflegen, der eine ausgewogene Ernährung, regelmäßige körperliche Aktivität und Stressbewältigungstechniken umfasst, um die bestmögliche Schlafqualität zu erreichen.

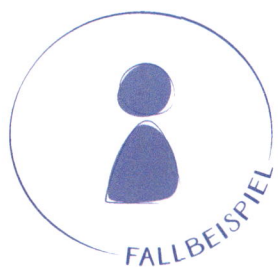

Fallbeispiel 3

Schlafprobleme durch schlechte Ernährung und Bewegungsmangel
Lisa Müller ist 45 Jahre alt, arbeitet als Sachbearbeiterin und leidet seit mehreren Monaten zunehmend unter Schlafstörungen. Sie klagt über Einschlafschwierigkeiten, häufiges nächtliches Aufwachen sowie das Gefühl, morgens nicht ausgeruht zu sein. Zusätzlich fühlt sie sich tagsüber oft müde und unkonzentriert. Bei einem ausführlichen Gespräch stellt sich heraus, dass Frau Müller wenig körperliche Aktivität in ihren Alltag integriert und ihre Ernährung überwiegend aus verarbeiteten Lebensmitteln und Zucker besteht. Besonders am Abend konsumiert sie häufig fett- und zuckerreiche Snacks.

Frau Müller trinkt zudem bis zu 2 Tassen Kaffee am Nachmittag und regelmäßig ein Glas Wein zum Abendessen. Der Stress am Arbeitsplatz und die damit verbundene emotionale Belastung tragen ebenfalls zu ihrem unregelmäßigen Schlafrhythmus bei.

Analyse

Die Schlafstörungen von Frau Müller lassen sich durch mehrere Faktoren erklären:

1. Ungesunde Ernährung: Verarbeitete und zuckerhaltige Lebensmittel führen zu Schwankungen des Blutzuckerspiegels, was die Schlafqualität beeinträchtigen kann. Insbesondere der abendliche Konsum von Zucker und Fett belastet den Körper und erschwert das Einschlafen.
2. Koffein- und Alkoholkonsum: Koffein wirkt stimulierend und kann auch noch Stunden nach dem Konsum den Schlaf negativ beeinflussen. Alkohol hingegen führt zwar kurzfristig zu Müdigkeit, stört jedoch den Tiefschlaf und führt zu häufigem Aufwachen in der Nacht.
3. Bewegungsmangel: Körperliche Inaktivität trägt dazu bei, dass der natürliche Schlaf-Wach-Rhythmus gestört wird. Regelmäßige Bewegung hilft, den Stress abzubauen und den Schlaf zu fördern.
4. Stress: Chronischer Stress ist einer der Hauptfaktoren für Schlafstörungen. Er erhöht den Cortisolspiegel im Körper, was das Einschlafen und Durchschlafen erschweren kann.

Lösungsansätze

1. Ernährungsumstellung: Frau Müller sollte vermehrt frische, unverarbeitete Lebensmittel in ihren Speiseplan integrieren. Eine ausgewogene Ernährung mit viel Obst, Gemüse, gesunden Fetten und ausreichend Proteinen kann helfen, den Blutzuckerspiegel zu stabilisieren. Besonders abends sollten schwere und zuckerhaltige Mahlzeiten vermieden werden. Stattdessen könnte Frau Müller leichtere Snacks wie Nüsse oder Joghurt mit Beeren wählen.
2. Reduktion von Koffein und Alkohol: Koffein sollte nach 14 Uhr vermieden werden, um seinen Einfluss auf den Schlaf zu minimieren. Ebenso sollte der Alkoholkonsum auf ein Minimum reduziert werden, um den natürlichen Schlafrhythmus nicht weiter zu stören.
3. Bewegung in den Alltag integrieren: Regelmäßige körperliche Aktivität, wie z. B. 30 min Spaziergang am Abend oder leichtes Krafttraining, kann

den Stressabbau fördern und die Schlafqualität verbessern. Bewegung im Freien hilft zudem, den natürlichen Tag-Nacht-Rhythmus durch den Kontakt mit Tageslicht zu unterstützen.

4. Stressbewältigung und Entspannungstechniken: Entspannungstechniken wie progressive Muskelentspannung, Yoga oder Meditation könnten Frau Müller helfen, vor dem Schlafengehen zur Ruhe zu kommen. Auch eine feste Abendroutine mit entspannenden Aktivitäten wie Lesen, Musik hören oder einem warmen Bad kann den Übergang in den Schlaf erleichtern.

5. Schlafhygiene verbessern: Frau Müller sollte auf eine gute Schlafumgebung achten. Dazu gehören ein kühles, dunkles Schlafzimmer, bequeme Bettwäsche und der Verzicht auf elektronische Geräte wie Handy oder Laptop vor dem Zubettgehen. Eine feste Schlafenszeit kann helfen, den Körper auf den Schlaf vorzubereiten.

Erwartung
Mit einer Kombination aus gesunder Ernährung, mehr Bewegung und Stressbewältigungsstrategien kann Frau Müller ihre Schlafprobleme deutlich reduzieren. Besonders wichtig ist es, langfristig gesunde Routinen zu etablieren und die Ursachen der Schlafstörungen ganzheitlich zu behandeln.

5.3 Achtsamkeitstraining und Stressreduktion

Achtsamkeit bezeichnet einen Bewusstseinszustand, in dem man die eigene Aufmerksamkeit bewusst auf den gegenwärtigen Moment richtet, um alle Gedanken, Gefühle, körperlichen Empfindungen und die äußere Umgebung mit allen Sinnen wahrzunehmen und in einer wertfreien, akzeptierenden Haltung gegenüberzustehen. Die Praktik der Achtsamkeit hat ihren Ursprung in den buddhistischen Lehren, wo Achtsamkeit und Meditation seit Jahrhunderten praktiziert werden. Dabei bildet eine achtsame Haltung eigentlich die Grundlage einer erfolgreichen Meditation, wobei der Blick ins Innere und die Konzentration auf die Atmung im Vordergrund stehen.

Achtsamkeit wirkt nachweislich positiv auf das Stressempfinden, die psychische Gesundheit und das Immunsystem. Regelmäßige Achtsamkeitsübungen können das allgemeine Stresslevel um bis zu 25 % senken (Puhlmann et al. 2021) sowie die Schlafqualität deutlich verbessern und teilweise effektiver wirken als die reine Aufklärung über eine gesunde Schlafhygiene.

Eine höhere Achtsamkeit mindert zudem nicht nur das Stressempfinden, sondern verringert auch Burn-out und Depressionen, welche häufig in enger Verbindung mit einem gestörten Schlaf stehen. Mit einer höheren Achtsamkeit lässt sich demnach das allgemeine Wohlbefinden verbessern und eine entspanntere, stressärmere Grundhaltung einnehmen.

Achtsamkeitsübungen können dabei in der Regel ohne Hilfsmittel, mit geringem Aufwand und frei von Nebenwirkungen ganz einfach in den Alltag oder die Abendroutine integriert werden. So können mehrere Faktoren (Stress, Anspannungen, mentale Belastungen), die sich negativ auf den Schlaf auswirken, langfristig positiv beeinflusst und stressbedingter Insomnie vorgebeugt werden.

5.3.1 Achtsamkeitsbasierte Stressreduktion (MBSR)

Die achtsamkeitsbasierte Stressreduktion (Mindfulness-based stress reduction, MBSR) ist ein 8-wöchiges Übungsprogramm, das sich als fundiertes und wirksames Achtsamkeitstraining zur besseren Bewältigung von Stress etabliert hat. Mithilfe täglicher, teils meditativer Übungen wird die Achtsamkeit geschult und ein gesunder Umgang mit Stress erlernt. Damit hilft MBSR effektiv dabei, Stress zu reduzieren und die Gesundheit zu verbessern.

Übungen

Bodyscan

Der Bodyscan ist eine einfache Basisübung des MSBR-Programms, mit der sich erlernen lässt, den körperlichen und inneren Zustand besser wahrzunehmen und spüren zu können. Hierbei wird der Körper von oben bis unten „gescannt", also die Aufmerksamkeit nach und nach auf verschiedene Körperteile gelenkt, um ihn im Hier und Jetzt richtig wahrzunehmen und gegenüber den entstehenden Gedanken, Empfindungen und Gefühlen eine neutrale oder positive Haltung einzunehmen. Zu Übungszwecken kann der Bodyscan unter Anleitung, später dann selbstständig und integriert in den Alltag durchgeführt werden.

Morgenaffirmationen

Affirmationen sind positive Aussagen, die immer wieder bewusst wiederholt werden, um sie zu verinnerlichen. Sie funktionieren als eine Art (Auto-)Suggestion, die negative Glaubenssätze schwächen und ein positives Mindset unterstützen. Positive Affirmationen können die mentalen Ressourcen, die zur

Bewältigung von Ängsten oder Stress eingesetzt werden, verbessern und damit helfen, mit entsprechenden Reizen einfacher umzugehen. Sie helfen dabei, das Selbstkonzept von negativen Empfindungen zu entkoppeln und reduzieren so deren Einfluss auf die innere Haltung.

Positive Affirmationen lassen sich sowohl vor dem Zubettgehen als auch nach dem Aufstehen am Morgen wunderbar in die täglichen Routinen integrieren. Das lenkt von negativen Empfindungen ab, reduziert Stress und kann so helfen, besser einzuschlafen und motivierter in den Tag zu starten. Diese einfache Art der Autosuggestion sollte im Alltag immer wieder geübt werden, damit sich die Aussagen im Innern manifestieren und das Selbstbild langfristig gestärkt werden kann.

5.3.2 Atmung

Die Atmung hängt mit vielen Körperprozessen zusammen. Sie sichert z. B. die Sauerstoffversorgung in Körper und Gehirn, reguliert den Blutdruck und das Herz-Kreislauf-System und hat zudem eine enge Verbindung zum vegetativen Nervensystem. Das vegetative Nervensystem steuert Organfunktionen, die nicht willentlich beeinflusst werden können (z. B. Atmung, Verdauung, Herzfrequenz) und besteht aus den beiden Anteilen Sympathikus und Parasympathikus, die auch als Gegenspieler agieren. Bei Stress oder Aufregung kommt es zu einer Stimulation des Sympathikus, woraufhin die Atmung meist schneller und flacher wird. Entspannung und Wohlbefinden sprechen dagegen den Parasympathikus an, der mit einer regelmäßigen, tieferen Atmung in Verbindung steht.

Die regulierende Wirkung besteht allerdings in beide Richtungen: Über eine kontrollierte, tiefe Atmung kann auch das Nervensystem beeinflusst werden. Jeder Mensch ist dazu in der Lage, das Ein- und Ausatmen selbstbestimmt zu verändern, wodurch es möglich wird, das Nervensystem zu koregulieren und das Erregungsniveau willentlich zu beeinflussen (Jerath et al. 2019).

Atemtechniken können zudem bewirken, dass der Sauerstoffverbrauch, der Blutdruck und die Herzfrequenz sinken, die Aktivität des Sympathikus gedämpft wird und die Herzfrequenzvariabilität steigt.

Verschiedene Techniken der tiefen Atmung können demnach eingesetzt werden, um den Parasympathikus zu stimulieren, Stress- und Anspannungszustände zu entschärfen und auf diese Weise einen ruhigen Schlaf zu unterstützen. Außerdem stehen sie auch mit erhöhter Wachsamkeit, Vitalität und Wohlbefinden sowie der Verminderung von Angst-, Depressions-, Ärger- und Erregungssymptomen in Verbindung.

Atemübungen

Grundlegend für den Erfolg aller Atemtechniken ist es, zu lernen, sich auf die eigene Atmung zu konzentrieren und wirklich tief ein- und wieder aus-zuatmen. Dabei besteht auch ein Unterschied zwischen der Nasen- und Mundatmung. Bei der Nasenatmung wird die einströmende Luft gewärmt, gereinigt und befeuchtet und es kann mehr Sauerstoff aufgenommen werden als bei der Atmung durch den Mund. Für alle Atemübungen gilt zudem, dass die regelmäßige Durchführung die Übung erleichtert und hilft, die Atemtechniken zu verinnerlichen, wodurch der gewünschte Effekt unter Umständen schneller eintritt.

Die 4–7–8-Atmung

Die 4–7–8-Atmung hat ihren Ursprung in der „Pranayama"-Technik aus dem Yoga und wurde durch den amerikanischen Arzt Dr. Andrew Weil entwickelt. Die Übung besteht darin, sich auf den speziellen 4–7–8-Atem-rhythmus zu konzentrieren und in eine tiefe Atmung zu gelangen, welche zu mehr Ruhe und Entspannung führen kann (siehe Abb. 5.2). Die Atem-übung kann im Sitzen, im Liegen oder im Stehen zum Beispiel unmittelbar vor dem Schlafen eingesetzt werden.

Anleitung:

1. Tief ein- und wieder ausatmen, bis alle Luft entwichen ist.
2. Durch die Nase **4 s lang tief einatmen.**
3. Den Atem **7 s halten.**
4. Anschließend durch den Mund **8 s lang ausatmen.**
5. Diese Abfolge 3- bis 4-mal wiederholen.

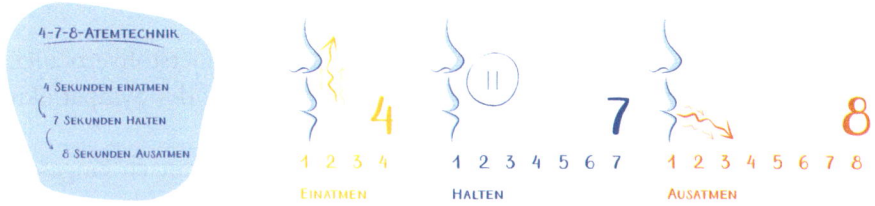

Abb. 5.2 Anleitung zur Durchführung der 4–7–8-Atemtechnik

Die Box-Atmung

Bei der Box-Atmung kontrolliert man den Atemfluss anhand eines gleichmäßigen Viererrhythmus, der als quadratische Box visualisiert werden kann, weshalb sie auch als „square breathing", also quadratische Atmung, bezeichnet wird (siehe Abb. 5.3). Die Box-Atmung eignet sich besonders in akuten Angst- und Stressmomenten, da sie die Atmung effektiv entschleunigt und schnell gegen aufgebauten Stress und Anspannung wirkt. Aber auch vor dem Zubettgehen kann diese Atemtechnik sehr hilfreich sein und zu mehr Entspannung und einem besseren Schlaf führen.

Anleitung:

1. **4 s einatmen.**
2. Atem **4 s halten.**
3. **4 s ausatmen.**
4. Für **4 s halten.**
5. Diese Abfolge beliebig oft wiederholen. Die Länge der einzelnen Schritte kann individuell gewählt werden.

Die Wechselatmung („Nadi Shodana Pranayama")

Die Wechselatmung ist im Yoga auch als „Nadi Shodana Pranayama" bekannt und dient dazu, die inneren energetischen Ströme zu beruhigen und auszugleichen. Dabei wird abwechselnd durch das linke und rechte Nasenloch geatmet. Diese Atemtechnik hat nachweislich einen deutlichen Einfluss auf das parasympathische Nervensystem und ist daher gut geeignet, um gute Voraussetzungen für einen ruhigen Schlaf zu schaffen (Sinha et al. 2013) (Abb. 5.4).

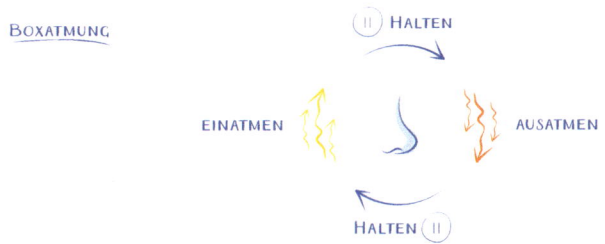

Abb. 5.3 Anleitung zur Durchführung der Box-Atemtechnik („square breathing")

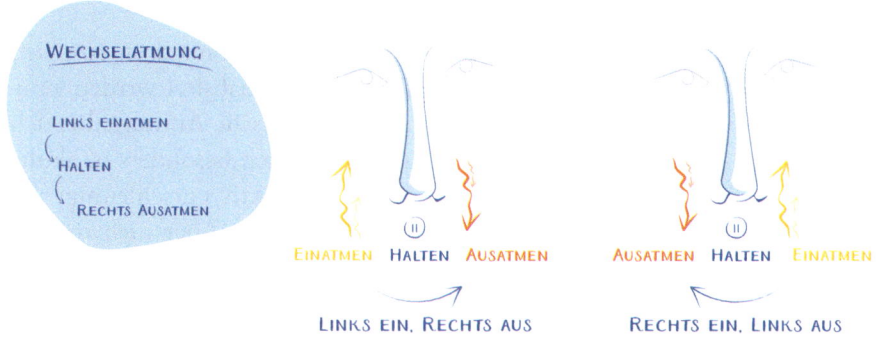

Abb. 5.4 Anleitung zur Durchführung der Wechselatmung („Nadi Shodana Pranayama")

Anleitung:

1. Mit dem Daumen das rechte Nasenloch zuhalten und ganz langsam tief durch das linke Nasenloch einatmen.
2. Die Luft etwa 4 s anhalten, dann den Daumen vom rechten Nasenloch lösen und durch das rechte Nasenloch ausatmen.
3. Anschließend mit dem Ringfinger die linke Nasenseite zuhalten und auf der rechten Seite einatmen.
4. Die Luft etwa 4 s anhalten, dann den Ringfinger vom linken Nasenloch lösen und dort ausatmen.
5. Dann wieder links einatmen, halten, rechts ausatmen, rechts einatmen, halten, links ausatmen. Diesen Wechselprozess für einige Minuten wiederholen.

5.3.3 Progressive Muskelentspannung

Die progressive Muskelentspannung oder auch progressive Muskelrelaxation (PMR) ist ein spezielles Entspannungsverfahren, das von dem amerikanischen Arzt Edmund Jacobson entwickelt wurde. Er beobachtete, dass der seelische Zustand bei Stress oder Angst mit einem hohen Muskeltonus zusammenhängen und umgekehrt eine Lockerung der Muskulatur zur Entspannung und einem Ruhegefühl führen könnte.

Jacobson entwickelte daraufhin die spezielle Methode der progressiven (abschnittsweisen) Muskelentspannung als Verfahren zur Beruhigung und

Stressbewältigung. Dabei werden nacheinander verschiedene Muskelgruppen gezielt angespannt und wieder gelockert. Dadurch entspannt die Muskulatur, die Atmung beruhigt sich, Blutdruck und Pulsschlag sinken und die Darmtätigkeit wird reduziert, wodurch auch der Sauerstoffbedarf sinkt und das sympathische Nervensystem abgeschwächt wird (Cawthorn und Mackereth 2010).

Das Verfahren wirkt zudem positiv auf das parasympathische Nervensystem und hilft, die eigene Körperwahrnehmung langfristig zu verbessern. Auf diese Weise können mithilfe von Jacobsons PMR Stress, Ängste und depressive Symptome gemindert werden.

Die PMR kann im Sitzen oder Liegen durchgeführt werden und sollte bestenfalls regelmäßig geübt werden. Die Dauer der Übung kann von 10 bis zu 30 min oder länger beliebig variiert werden. Die progressive Muskelentspannung wird typischerweise durch einen Coach oder eine entsprechende Aufzeichnung auditiv angeleitet. Das bedeutet, der Coach trägt die Anleitung vor und führt die ausübende Person Schritt für Schritt durch die Körperpartien. Sind die einzelnen Schritte bereits verinnerlicht und gut erlernt, kann die Übung auch alleine und ohne Anleitung durchgeführt werden. Die auditive Leitung erleichtert aber in jedem Fall die Durchführung, da keine zusätzliche kognitive Leistung erforderlich wird, die von der Entspannung und dem Blick auf das Innere ablenken könnte.

Coachingtipp

In Kombination mit weiteren stressregulierenden Methoden scheint die progressive Muskelentspannung noch effektiver zu wirken. Als Entspannungsmethode gegen Einschlafstörungen kann sie direkt im Bett ausgeübt werden. Falls die ausübende Person als Reaktion auf die tiefe Entspannung einschläft, ist sie bereits am richtigen Ort, um einfach weiterzuschlafen. Dadurch kann die Entspannung auch im Sinne einer klassischen Konditionierung direkt mit dem Schlafen verknüpft werden.

Vorbereitung:
Setze oder lege dich entspannt hin und nimm eine möglichst bequeme Lage ein. Trage lockere Kleidung, lege alle störenden Gegenstände wie Brillen oder Gürtel ab und stelle sicher, dass du genügend Bewegungsfreiheit hast. Eine angenehme Raumtemperatur und Beleuchtung sowie das Schließen der Augen während der Übung können dabei helfen, die Aufmerksamkeit ganz nach innen und auf die eigene Wahrnehmung zu lenken.

Anleitung [Text zum Vorlesen]:

Lege deine Arme locker neben deinem Körper ab oder lege deine Hände auf die Oberschenkel. Schließe deine Augen und stellen dich ganz darauf ein, dich entspannen zu können. Spüre den festen Boden unter dir und konzentriere dich ganz auf dich und das Spüren.

[Arme] Lenke deine Aufmerksamkeit jetzt in den rechten und linken Arm. Balle deine Hände zur Faust und winkle deinen Arm an. Spanne nun die Hände, deine Unterarme und deine Oberarme fest an. Achte auf die Anspannung und spüre die Kraft deiner Muskulatur *(5 s Spannung)*. Entspanne nun deine Arme, öffne deine Hände und lege sie ruhig wieder neben deinen Körper.

[Gesicht] Spanne jetzt dein ganzes Gesicht an. Runzle die Stirn, ziehe die Augenbrauen fest zusammen und spanne auch deinen Kiefer fest an *(5 s Spannung)*. Entspanne jetzt dein Gesicht und versuche jeden Muskel wieder ganz zu lockern. Spüre, wie deine Stirn, deine Wangen und dein Kiefer sich anfühlen.

[Nacken] Hebe deinen Kopf nach vorne auf die Brust und bringe deine Nackenmuskulatur in Spannung *(5 s Spannung)*. Lasse deinen Kopf langsam zurücksinken und achte darauf, wie sich dein Nacken entspannt. Wie fühlt es sich an? Liegt dein Kopf schwer auf dem Boden auf oder fühlt er sich ganz leicht an?

[Schultern] Ziehe nun die Schultern weit nach oben in Richtung der Ohren und halte sie dort *(5 s Spannung)*. Lass die Schultern wieder sinken, lege sie ganz locker ab und lasse die Anspannung ganz los.

[Bauch] Konzentriere dich nun auf die Körpermitte, ziehe deine Bauchmuskeln an und sorge für Spannung im Bauch und Lendenbereich *(5 s Spannung)*. Löse die Spannung, spüre in dich hinein. Fühle, wie sich deine Brust, dein Magen, dein Bauch wieder entspannen.

[Beine] Spanne jetzt deine Gesäß- und Oberschenkelmuskeln an, ziehe den Po zusammen, mache dich ganz lang und strecke deine Füße und Zehen weit aus *(5 s Spannung)*. Lege deine Beine sanft wieder ab und lass die Spannung vollkommen los. Nimm bewusst wahr, an welchen Stellen dein Körper aufliegt, und spüre, wie sich deine Unterschenkel, die Oberschenkel und das Gesäß bis in den Rücken wieder entspannen. Atme tief ein und ganz langsam aus. Spüre nach, wie sich die Spannung in deinem Körper langsam ablegt. Achte auf deine Empfindungen und Gedanken. Wie fühlt es sich an? Lass deine Gedanken ziehen, genieße die Entspannung und nimm den Moment in dir wahr.

[Pause]
Wenn du bereit bist, kehre langsam wieder in diesen Raum, in das Jetzt und Hier zurück. Bewege deine Hände und deine Arme, bringe etwas Bewegung in deine Beine zurück und spüre, wie sich dein Körper langsam aktiviert. Öffne deine Augen, wenn du bereit bist, und richte dich langsam wieder auf.

Literatur

Adib-Hajbaghery M, Mousavi SN (2017 Dez) The effects of chamomile extract on sleep quality among elderly people: a clinical trial. Complement Ther Med 35:109–114

Afaghi A, O'Connor H, Chow CM (2007) High-glycemic-index carbohydrate meals shorten sleep onset. Am J Clin Nutr 85:426–430

Afaghi A, O'Connor H, Chow CM (2008) Acute effects of the very low carbohydrate diet on sleep indices. Nutr Neurosci 11:146–154

Balban MY, Neri E, Kogon MM, Weed L, Nouriani B, Jo B, Holl G, Zeitzer JM, Spiegel D, Huberman AD (2023 Jan 17). Brief structured respiration practices enhance mood and reduce physiological arousal. Cell Rep Med 4(1):100895. https://doi.org/10.1016/j.xcrm.2022.100895. Epub 2023 Jan 10. PMID: 36630953; PMCID: PMC9873947

Bannai M, Kawai N (2012) New therapeutic strategy for amino acid medicine: glycine improves the quality of sleep. J Pharmacol Sci 118:145–148

Bannai M, Kawai N, Ono K, Nakahara K, Murakami N (2012 Apr) The effects of glycine on subjective daytime performance in partially sleep-restricted healthy volunteers. Front Neurol 18(3):61

Bennie JA, Tittlbach S (2020 Nov) Muscle-strengthening exercise and sleep quality among a nationally representative sample of 23,635 German adults. Prev Med Rep. 25(20):101250

Benton D, Bloxham A, Gaylor C, Brennan A, Young HA (2022) Carbohydrate and sleep: An evaluation of putative mechanisms. Front Nutr 9:933898

Black DS, O'Reilly GA, Olmstead R, Breen EC, Irwin MR (2015) Mindfulness meditation and improvement in sleep quality and daytime impairment among older adults with sleep disturbances: a randomized clinical trial. JAMA Intern Med 175(4):494–501

Cawthorn A, Mackereth PA (2010) Integrative Hypnotherapy: complementary approaches in clinical care. Churchill Livingstone, Edinburgh

Driver HS, Shulman I, Baker FC, Buffenstein R (1999) Energy content of the evening meal alters nocturnal body temperature but not sleep. Physiol Behav 68:17–23

Dworak M, Diel P, Voss S, Hollmann W, Strüder HK (2007 Dez 19) Intense exercise increases adenosine concentrations in rat brain: implications for a homeostatic sleep drive. Neuroscience 150(4):789–795

Dworak M, Wiater A, Alfer D, Stephan E, Hollmann W, Strüder HK (2008) Increased slow wave sleep and reduced stage 2 sleep in children depending on exercise intensity. Sleep Med 9:266–272

Bohlmeijer E, Prenger R, Taal E, Cuijpers P (2010) The effects of mindfulness-based stress reduction therapy on mental health of adults with a chronic medical disease: A meta-analysis. J Psychosom Res 68(6):539–544

Garaulet M, Qian J, Florez JC, Arendt J, Saxena R, Scheer FAJL (2020 Mar) Melatonin Effects on Glucose Metabolism: Time To Unlock the Controversy. Trends Endocrinol Metab 31(3):192–204

Jerath R, Beveridge C, Barnes VA (2019 Jan) Self-Regulation of breathing as an adjunctive treatment of Insomnia. Front Psychiatry. 29(9):780. https://doi.org/10.3389/fpsyt.2018.00780.PMID:30761030;PMCID:PMC6361823

Kenneth L, Lichstein, … S. Justin Thomas, in Behavioral Treatments for Sleep Disorders, 2010

Kim N, Ka S, Park J (2023) Effects of exercise timing and intensity on physiological circadian rhythm and sleep quality: a systematic review. Phys Act Nutr 27(3):052–063

Kovacevic A, Mavros Y, Heisz JJ, Singh MA (2018 Jun) The effect of resistance exercise on sleep: a systematic review of randomized controlled trials. Sleep Med Rev 39:52–68

Kwan RM, Thomas S, Mir MA (1986) Effects of a low carbohydrate isoenergetic diet on sleep behavior and pulmonary functions in healthy female adult humans. J Nutr 116:2393–2402

Lazarus RS, Folkman S (1984) Stress, appraisal, and coping. Springer, New York

Ma X, Yue ZQ, Gong ZQ, Zhang H, Duan NY, Shi YT, Wei GX, Li YF (2017) The effect of diaphragmatic breathing on attention, negative affect and stress in healthy adults. Front Psych 8. https://doi.org/10.3389/fpsyg.2017.00874

Muhammad Khir S, Wan Mohd Yunus WMA, Mahmud N, Wang R, Panatik SA, Mohd Sukor M, Nordin A (2024) Efficacy of progressive muscle relaxation in adults for stress, anxiety, and depression: a systematic review. Psychol Res Behav Manag 17:345–365. https://doi.org/10.2147/PRBM.S437277

Patrick RP, Ames BN (2015 Jun) Vitamin D and the omega-3 fatty acids control serotonin synthesis and action, part 2: relevance for ADHD, bipolar disorder, schizophrenia, and impulsive behavior. FASEB J 29(6):2207–2222

Porter JM, Horne JA (1981) Bed-time food supplements and sleep: effects of different carbohydrate levels. Electroencephalogr Clin Neurophysiol 51:426–433. https://doi.org/10.1016/0013-4694(81)90106-1

Puhlmann L, Vrtička P, Linz R, Stalder T, Kirschbaum C, Engert V, Singer T (2021) Contemplative mental training reduces hair glucocorticoid levels in a randomized clinical trial. Psychosom Med 83(8):894–905

Santiago LCS, Lyra MJ, Germano-Soares AH, Lins-Filho OL, Queiroz DR, Prazeres TMP, Mello MT, Pedrosa RP, Falcão APST, Santos MAM (2022 Mai 1) Effects of strength training on sleep parameters of adolescents: a randomized controlled trial. J Strength Cond Res 36(5):1222–1227

Sinha AN, Deepak D, Gusain VS (2013 May) Assessment of the effects of pranayama/alternate nostril breathing on the parasympathetic nervous system in young adults. J Clin Diagn Res 7(5):821–823. https://doi.org/10.7860/JCDR/2013/4750.2948. Epub 2013 May 1. PMID: 23814719; PMCID: PMC3681046

Xie W, Lu D, Liu S, Li J, Li R (2024 Jun) The optimal exercise intervention for sleep quality in adults: a systematic review and network meta-analysis. Prev Med 183:107955

Yajima K, Seya T, Iwayama K, Hibi M, Hari S, Nakashima Y, Ogata H, Omi N, Satoh M, Tokuyama K (2014) Effects of nutrient composition of dinner on sleep architecture and energy metabolism during sleep. J Nutr Sci Vitaminol 60:114–121

6

Schlafcoaching – ein neues Berufsfeld

Die zunehmende Verbreitung von Schlafstörungen in der modernen Gesellschaft, insbesondere von Insomnie, Schlafapnoe und unregelmäßigen Schlafmustern, war ein weiterer Katalysator für die Entwicklung des Schlafcoachings. Faktoren wie der steigende Stresspegel, unregelmäßige Arbeitszeiten, der vermehrte Einsatz von elektronischen Geräten und ein hektischer Lebensstil trugen dazu bei, dass immer mehr Menschen mit Schlafproblemen konfrontiert wurden. In diesem Kontext stieg die Nachfrage nach Lösungen, die über die konventionelle medizinische Behandlung hinausgingen und eine ganzheitliche Betreuung boten.

Der wissenschaftliche Hintergrund des klassischen Schlafcoachings liegt in der Schlafmedizin und der Schlafpsychologie. Die wissenschaftliche Erforschung des Schlafs begann im 20. Jahrhundert, als neue Technologien, wie das Elektroenzephalogramm (EEG), es ermöglichten, die Gehirnaktivität während des Schlafs zu messen. Diese Forschung führte zu bahnbrechenden Entdeckungen über die verschiedenen Schlafphasen und die Bedeutung des REM-Schlafs. Parallel dazu entwickelten sich verhaltenstherapeutische Ansätze zur Behandlung von Schlafstörungen. In den 1970er-Jahren etablierte sich die kognitive Verhaltenstherapie (CBT) als effektive Methode zur Behandlung von Insomnie. Diese Therapieformen bildeten die Grundlage für das spätere Schlafcoaching, da sie zeigten, dass Schlafgewohnheiten und -verhalten durch gezielte Interventionen verändert werden können.

Die Entwicklung des Schlafcoachings als eigenständiger Coachingbereich ist u. a. auf den in den letzten Jahrzehnten stark wachsenden Wellnesstrend zurückzuführen, der den Fokus auf präventive Gesundheitsmaßnahmen

M. Dworak und A. Steiner, *Schlafcoaching*, https://doi.org/10.1007/978-3-662-70386-1_6

und eine ganzheitliche Lebensweise legt. Schlaf, als einer der wichtigsten Faktoren für die Gesundheit, rückte zunehmend in den Mittelpunkt dieses Trends. Immer mehr Menschen begannen zu erkennen, dass guter Schlaf eine entscheidende Rolle für ihre körperliche und geistige Gesundheit spielt. Diese Erkenntnis schuf einen Markt für spezialisierte Dienstleistungen und Produkte, die nicht nur medizinische, sondern auch lebensstilbezogene Unterstützung boten.

Mit der zunehmenden Nachfrage nach schlafbezogenen Dienstleistungen entwickelte sich das Schlafcoaching zu einem eigenen Berufsfeld. Schlafcoaches kommen aus verschiedenen Fachrichtungen, darunter Psychologie, Medizin, Ernährungswissenschaft, Physiotherapie und Lebensberatung. Sie nutzen eine Kombination aus wissenschaftlichen Erkenntnissen und praktischen Ansätzen, um individuelle Schlafprobleme zu adressieren. Der Beruf des Schlafcoaches bietet eine Brücke zwischen der klinischen Schlafmedizin und alltäglichen Lebensgewohnheiten, wobei der Schwerpunkt auf der präventiven und unterstützenden Betreuung liegt.

Auch die Fortschritte in der Technologie haben zur Entwicklung des Schlafcoachings beigetragen. Wearable-Technologien, Schlaf-Apps und andere digitale Hilfsmittel bieten neue Möglichkeiten, den Schlaf zu überwachen und zu analysieren. Diese Technologien ermöglichen es Schlafcoaches, detaillierte Daten über Schlafmuster und -qualität zu sammeln, die dann genutzt werden können, um personalisierte Empfehlungen zu geben. Die Integration solcher Technologien hat das Schlafcoaching zugänglicher und effektiver gemacht.

Die wachsende Anerkennung der Bedeutung von Schlaf im Gesundheitswesen, lässt erwarten, dass das Schlafcoaching in Zukunft im gesamthaften Coachingmarkt eine noch größere Rolle spielen wird und sich als signifikantes Berufsfeld entwickeln kann.

Betrachten wir einmal die positiven Entwicklungen im Gesundheits- und Wellnesscoaching in den letzten Jahren, sowie die Prognosen für die Zukunft, scheint diese Annahme durchaus gerechtfertigt zu sein.

Der globale Umsatz im Markt Gesundheits- und Wellnesscoaching betrug 2024 etwa 16,11 Mrd. € und wird laut aktuellen Prognosen im Jahr 2029 ein Marktvolumen von 24,94 Mrd. € erreichen (Quelle: STATISTA). Dies entspricht einem erwarteten jährlichen Umsatzwachstum von 9,13 % (CAGR 2024–2029). Differenzierte Zahlen für den Schlafcoachingmarkt existieren derzeit nicht. Es ist aber anzunehmen, dass aufgrund der positiven Entwicklung im Bereich des Gesundheits- und Wellnesscoachings und der zunehmenden Prävalenz für Schlafprobleme auch der Schlafcoachingmarkt in den kommenden 10 Jahren enorm wachsen wird.

Aufgrund der zahlreichen Einflussbedingungen auf den Schlaf sind ganzheitliche Coachingansätze von Bedeutung, die neben den Herangehensweisen eines klassischen Schlafcoachings (CBT, Bettumgebung, etc.) auch die Rahmenbedingungen im Bereich Sport, Ernährung, Stressmanagement und mentale Gesundheit adressieren.

Zusammenfassend lässt sich festhalten, dass die Entstehung des Schlafcoachings eine Antwort auf die wachsende Prävalenz von Schlafproblemen und das zunehmende Bewusstsein für die Bedeutung des Schlafs ist. Es ist ein interdisziplinärer Ansatz, der Elemente aus der Medizin, Psychologie, Ernährungswissenschaft und Technologie vereint, um eine umfassende Unterstützung für Menschen zu bieten, die ihren Schlaf verbessern möchten.

Wie arbeite ich als Schlafcoach?
Als qualifizierter Schlafcoach hat man eine Facette an Möglichkeiten, Menschen zu einem besseren Schlaf zu verhelfen. Die Art des Coachings ist dennoch davon abhängig, ob ein Einzel-, Gruppen- oder Unternehmenscoaching erfolgt. Wir gehen demnach zunächst auf die unterschiedlichen Coachingformen näher ein und erläutern deren Unterschiede.

6.1 Unterschiedliche Coachingformen

6.1.1 Das Einzelcoaching

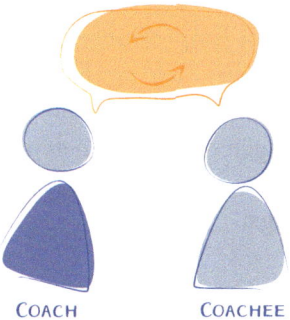

Das Einzelcoaching ist eine personalisierte Form des Schlafcoachings, bei der der Coach individuell mit dem Klienten zusammenarbeitet. Dieser Ansatz ermöglicht eine maßgeschneiderte Beratung und spezifische Empfehlungen, die auf die individuellen Bedürfnisse und Lebensumstände des Klienten abgestimmt sind. Da jeder Mensch einzigartige Schlafgewohnheiten,

Schlafprobleme und Lebensumstände aufweist, können diese bei einem persönlichen Coaching detailliert berücksichtigt werden. Diese individualisierte Herangehensweise maximiert die Effektivität des Coachings, da spezifische Strategien entwickelt werden, die exakt auf die Bedürfnisse des Einzelnen abgestimmt sind.

Zudem fördert das Einzelcoaching eine tiefere Vertrauensbasis zwischen Coach und Klient. In einer Eins-zu-eins-Situation fühlen sich die Klienten eher dazu veranlasst, offen über ihre Schlafprobleme zu sprechen und persönliche, möglicherweise sensible Informationen zu teilen, was für den Erfolg des Coachings entscheidend sein kann. Auch das Tempo des Coachings kann im Einzelsetting optimal angepasst werden. Der Coach kann das Coachingprogramm in einer Geschwindigkeit durchführen, die dem Lerntempo und den Fortschritten des Klienten entspricht, ohne Rücksicht auf die Dynamik einer Gruppe nehmen zu müssen. Dies führt oft zu schnelleren und nachhaltigeren Ergebnissen.

Insgesamt bietet das Einzelcoaching demnach im Schlafcoaching eine intensivere, persönlichere und effektivere Unterstützung, die besonders bei komplexeren oder hartnäckigen Schlafproblemen von großem Vorteil sein kann.

Vorteile des Einzelcoachings:

- **Individuelle Aufmerksamkeit:** Der Coach kann sich intensiv mit den spezifischen Schlafproblemen und -gewohnheiten des Klienten auseinandersetzen.
- **Personalisierte Strategien:** Empfehlungen und Techniken werden an die individuellen Bedürfnisse und Ziele des Klienten angepasst.
- **Flexibilität:** Sitzungen können zeitlich und örtlich flexibel gestaltet werden, um den Anforderungen des Klienten gerecht zu werden.

Prozess des Einzelcoachings:

1. **Initiale Bewertung:** Der Coach führt eine umfassende Anamnese durch, um die Schlafgewohnheiten, den Lebensstil und mögliche Schlafstörungen des Klienten zu verstehen.
2. **Zielsetzung:** Gemeinsam werden realistische und erreichbare Schlafziele definiert.

3. **Intervention:** Der Coach implementiert Techniken und Strategien, wie Schlafhygiene, Entspannungsübungen, kognitive Verhaltenstherapie (CBT) und Stressmanagement.
4. **Nachverfolgung:** Regelmäßige Sitzungen zur Überwachung des Fortschritts und Anpassung der Strategien sind entscheidend für den Erfolg.

6.1.2 Gruppencoaching

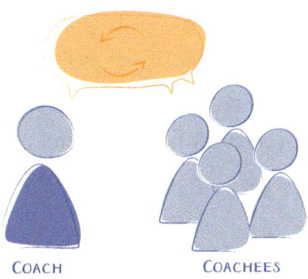

COACH   COACHEES

Gruppencoaching im Schlafcoaching ist ein Format, bei dem mehrere Personen gleichzeitig an einem Coachingprogramm teilnehmen, das sich auf die Verbesserung ihres Schlafs konzentriert. In diesen Sitzungen lernen die Teilnehmer gemeinsam Strategien und Techniken, um ihre Schlafgewohnheiten zu verbessern, Schlafstörungen zu überwinden und insgesamt eine bessere Schlafqualität zu erreichen. Der Austausch von Erfahrungen und gegenseitige Unterstützung in der Gruppe sind zentrale Elemente des Gruppencoachings, was den Teilnehmern oft zusätzliches Vertrauen und Motivation gibt.

Für gewisse Personengruppen kann das Gruppencoaching im Schlafcoaching gegenüber dem Einzelcoaching mehrere wissenschaftlich fundierte Vorteile bringen:

Grundlegend fördert die Gruppenumgebung die soziale Unterstützung und den Austausch von Erfahrungen, was zu einem tieferen Verständnis der eigenen Schlafprobleme führen kann. Studien zeigen, dass das Teilen von Erfahrungen in einer Gruppe das Gefühl der Isolation mindern und das Selbstbewusstsein stärken kann. Dies kann insbesondere bei chronischen Schlafproblemen, die oft mit Stress und Angst einhergehen, von Vorteil sein.

In zahlreichen Fällen profitiert die Gruppe von der Dynamik des kollektiven Lernens. Durch Diskussionen und gemeinsame Übungen können Teilnehmer voneinander lernen und neue Perspektiven auf ihre Probleme gewinnen. Diese interaktive Lernumgebung kann die Umsetzung der gelernten Techniken im Alltag erleichtern und zu nachhaltigeren Verhaltensänderungen führen.

Zudem ermöglicht ein Gruppencoaching dem Coach eine ökonomische Nutzung von Ressourcen. Der Coach kann gleichzeitig mehreren Personen helfen, was zu niedrigeren Kosten für die Teilnehmer führt. Dies macht das Schlafcoaching für eine breitere Bevölkerungsgruppe zugänglich, was die Prävention und Behandlung von Schlafstörungen insgesamt verbessert. Das Gesamthonorar kann dabei für den Coach aber durchaus höher ausfallen als im Einzelcoaching.

Insgesamt stellt Gruppencoaching im Schlafcoaching eine effiziente und effektive Methode dar, die sowohl individuelle als auch kollektive Vorteile bietet, indem es soziale Unterstützung, Kostenersparnis und eine verbesserte Lernumgebung vereint.

Vorteile des Gruppencoachings:

- **Soziale Unterstützung:** Der Austausch von Erfahrungen und Strategien mit anderen Gruppenmitgliedern kann motivierend und inspirierend sein.
- **Kostenersparnis:** Gruppencoaching ist in der Regel kostengünstiger als Einzelcoaching.
- **Gemeinschaftsgefühl:** Das Gefühl, nicht allein mit Schlafproblemen zu sein, kann beruhigend und stärkend wirken.

Prozess des Gruppencoachings:

1. **Gruppenbildung:** Die Gruppe wird in der Regel auf Basis gemeinsamer Bedürfnisse oder Themen zusammengestellt.
2. **Einführungssitzung:** Der Coach stellt grundlegende Konzepte des Schlafs und der Schlafhygiene vor.
3. **Interaktive Sitzungen:** Teilnehmer teilen ihre Erfahrungen und erhalten gezielte Ratschläge und Techniken zur Verbesserung der Schlafqualität.
4. **Nachverfolgung und Unterstützung:** Regelmäßige Gruppentreffen zur Überwachung des Fortschritts und zur kontinuierlichen Unterstützung.

6.1.3 Unternehmenscoaching

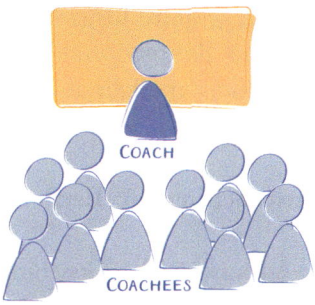

Unternehmenscoaching im Schlafcoaching bezieht sich auf die Beratung und Unterstützung von Unternehmen in Bezug auf Schlafgesundheit und Schlafmanagement. Ziel ist es, die Schlafqualität und das Schlafverhalten von Mitarbeitern zu verbessern, um deren Wohlbefinden, Leistungsfähigkeit und Produktivität zu steigern. Dies kann durch Schulungen, Workshops und individuelle Beratungen erreicht werden, die den Mitarbeitern helfen, gesunde Schlafgewohnheiten zu entwickeln und Schlafstörungen zu vermeiden.

Das Unternehmensschlafcoaching bietet einen unterschiedlichen Ansatz zur Verbesserung des Schlafverhaltens von Mitarbeitern und bietet spezifische Vorteile, die es besonders wertvoll machen, indem es die individuellen Bedürfnisse und Herausforderungen der Mitarbeiter in ihrem spezifischen Arbeitsumfeld berücksichtigt. Anstatt eine generische Lösung anzubieten, die in Gruppencoachings oft vermittelt wird, können Coachings auf Unternehmensebene tiefere Einblicke in die spezifischen Schlafprobleme der Mitarbeiter bieten, die durch Arbeitszeiten, Stress oder Schichtarbeit verursacht werden. Dies führt zu maßgeschneiderten Strategien, die langfristig effektiver sind.

Ein weiterer Vorteil ist die Möglichkeit der Integration von Schlafcoaching in die Unternehmenskultur. Schlafcoaches können eng mit der Personalabteilung und dem Management zusammenarbeiten, um gezielte Maßnahmen zu entwickeln, die die Schlafqualität verbessern und gleichzeitig die Produktivität steigern. Dieser unternehmensweite Ansatz fördert nicht nur das Wohlbefinden der Mitarbeiter, sondern kann auch zu einer Reduktion von Fehlzeiten und einem erhöhten Engagement führen.

Zusammengefasst bietet das Unternehmensschlafcoaching eine individuell auf das Unternehmen zugeschnittene Lösung, die nachhaltigere Ergebnisse liefert und sich positiv auf die gesamte Organisation auswirken kann. Das Schlafcoaching kann zudem im Rahmen eines betrieblichen Gesundheitsmanagements (BGM) langfristig zur Sicherung der Mitarbeitergesundheit implementiert werden.

Vorteile des Unternehmenscoachings für Betriebe:

- **Individuell angepasst:** Anpassung der Coachingstrategie auf das spezifische Arbeitsumfeld
- **Erhöhte Produktivität:** Ausgeruhte Mitarbeiter sind leistungsfähiger und konzentrierter.
- **Weniger Fehlzeiten:** Eine verbesserte Schlafqualität kann zu einer Reduktion von krankheitsbedingten Fehlzeiten führen.
- **Positives Arbeitsumfeld:** Schlafcoaching kann das allgemeine Wohlbefinden und die Zufriedenheit der Mitarbeiter steigern.

Prozess des Unternehmenscoachings:

1. **Bedarfsanalyse:** Eine initiale Bewertung der Schlafgewohnheiten und -probleme innerhalb der Belegschaft.
2. **Workshops und Seminare:** Aufklärungsveranstaltungen zu den Grundlagen des gesunden Schlafs und zur Einführung in verschiedene Schlaftechniken.
3. **Individuelle Beratungen:** Möglichkeit zur Teilnahme an Einzel- oder Gruppencoachings für interessierte Mitarbeiter.
4. **Nachhaltigkeit:** Implementierung langfristiger Programme und regelmäßige Follow-ups zur Sicherstellung anhaltender Verbesserungen.

Ob durch personalisierte Beratung im Einzelcoaching, die Unterstützung und den Austausch im Gruppencoaching oder durch die Implementierung von Programmen im Unternehmenscoaching – die Vorteile sind vielfältig und weitreichend. Die Wahl der Coachingform sollte von Anfang an gut überlegt werden. Je nach Ausrichtung des Geschäftsschwerpunktes der Schlafcoaches kann eine Fokussierung auf eine Coachingform (Einzel-, Gruppen- oder Unternehmenscoaching), oder aber auch ein Angebot aller Coachingformen sinnvoller sein. Es sollte bedacht werden, dass man durch die unterschiedlichen Coachingformen auch neue „Vertriebskanäle" öffnen kann. Ist ein Coach im betrieblichen Gesundheitsmanagement eines

Unternehmens tätig, z. B. für Vorträge zum Thema „Gesunder Schlaf im Betrieb", kann darauf basierend im Nachgang für interessierte Mitarbeiter auch ein Gruppen- und/oder Einzelcoaching angeboten werden. Andersherum können auch über Einzel- und Gruppencoachings Netzwerke aufgebaut werden, über die man möglicherweise den Einstieg in Unternehmen findet. Die Ausgestaltung dieser Konstrukte hängt jedoch primär mit der persönlichen Positionierung zusammen.

6.2 Allgemeiner Ablauf eines Schlafcoachings

Schlafcoaching ist ein strukturierter Prozess, der darauf abzielt, die Schlafqualität und das allgemeine Wohlbefinden durch gezielte Beratung und individuelle Anpassungen zu verbessern. Der Ablauf eines Schlafcoachings umfasst mehrere Schritte, die systematisch durchgeführt werden, um optimale Ergebnisse zu erzielen. Dieses Kapitel erläutert den typischen Ablauf eines Schlafcoachings, von dem ersten Sondierungsgespräch über die Anamnese bis zur Motivation, und beschreibt die wesentlichen Komponenten dieses Prozesses (Abb. 6.1).

6.2.1 Sondierungsgespräch

Vor dem „wirklichen" Beginn eines Schlafcoachings sollte zunächst ein Sondierungsgespräch erfolgen, indem sich der Coach ein Bild von der Ist-Situation des Klienten macht und entscheidet, ob er sich zutraut das Coaching zu übernehmen. In diesem Gespräch sollten auch die Rahmenbedingungen (Ablauf, Kostenstruktur, Zielorientierung etc.) besprochen werden.

Als Coach ist es ratsam, von Anfang an transparent zu kommunizieren. Die individuelle Vorgehensweise, Kontaktmöglichkeiten, Qualifikationen und Erfahrungen aus vorangegangenen Coachings können wichtige Informationen für neue Klienten sein. Auch sollte man in diesem Gespräch auf das Zwischenmenschliche achten. Auch als Coach möchte man ja primär mit Menschen zusammenarbeiten, die man gut leiden kann.

In der Regel wird das Sondierungsgespräch kostenlos und unverbindlich angeboten, da es hier erst einmal um die Evaluierung einer möglichen Zusammenarbeit geht und das Coaching erst im Folgetermin beginnt. Eine gute Zeitdauer für ein Sondierungsgespräch liegt zwischen 20 und 30 min. Sollte man vorher das Gefühl bekommen, dass die Zusammenarbeit

SONDIERUNGSGESPRÄCH

Erstes „Kennenlernen und Abklärung
der Machbarkeit, Rahmenbedingungen &
Erwartungshaltung

ANAMNESE

Feststellung der Ist-Situation, Nutzung
von Fragebögen und Dokumentation
der Ausgangssituation

ZIELDEFINITION

Definition eines gemeinsamen Coachingziels
und möglichen Teilzielen, Orientierung
der Zieldefinition am SMART-Konzept

COACHING-SESSIONS

Start der Coaching-Sessions und Dokumentation der Fortschritte und Teilziele.

ABSCHLUSS

Nach dem Coaching sollte es ein offi-
zielles Abschlussgespräch geben, in
dem die Erreichung des Coachingziels
besprochen wird.

Abb. 6.1 Ablaufplan eines Schlafcoachings

aufgrund von persönlichen (Sympathie, Zielvorstellungen) oder fachlichen Faktoren (Kompetenz, Schweregrad der Schlafstörung, Erkrankungen) als nicht sinnvoll erachtet wird, kann das Gespräch schneller zu einem Ende geführt werden.

6.2.2 Anamnese

Der erste Schritt im Schlafcoaching ist die Anamnese, eine umfassende Bewertung der Schlafgewohnheiten, des Lebensstils und der allgemeinen Gesundheit des Klienten. In dieser Phase sammelt der Coach detaillierte Informationen, um ein klares Bild der Schlafprobleme zu erhalten und potenzielle Ursachen zu identifizieren. Die Anamnese umfasst:

- Schlafgewohnheiten: Erhebung der Schlafdauer, Schlafzeiten, Einschlaf-
  und Aufwachzeiten,
- Symptome: Identifikation von Schlafstörungen wie Insomnie,
  Schlafapnoe oder Restless-Legs-Syndrom,
- Lebensstil: Bewertung von Faktoren wie Ernährung, körperliche Aktivität, Stressniveau und Konsum von Stimulanzien (z. B. Koffein, Alkohol),
- medizinische Vorgeschichte: Erfassung von Vorerkrankungen, Medika-
  menteneinnahme und bisherigen Behandlungen für Schlafprobleme.

Die Anamnese bildet die Grundlage für die weiteren Schritte im Schlafcoaching und ermöglicht es dem Coach, gezielte Interventionen zu entwickeln.

Für die Erstanamnese können folgende **Anamnesefragebögen** empfohlen
werden:

Zudem eignet sich der **Pittsburgh-Sleep-Quality-Index (PSQI)-Frage-
bogen** gut, um eine Einschätzung des subjektiven Schlafverhaltens der letzten Wochen von den betroffenen Klienten zu erhalten.

6.2.3 Zieldefinition

Die Zieldefinition ist ein zentraler Bestandteil des Coachingprozesses, insbesondere im Bereich Schlafcoaching. Klare Ziele schaffen eine strukturierte
Grundlage für die Zusammenarbeit zwischen Coach und Klient. Sie ermöglichen es, individuelle Schlafprobleme gezielt zu identifizieren und maßgeschneiderte Lösungsansätze zu entwickeln. Ohne konkrete Ziele bleibt der
Fortschritt diffus und schwer messbar. Eine präzise Zielsetzung erleichtert es

dem Klienten, den eigenen Erfolg zu erkennen, was wiederum die Motivation und das Durchhaltevermögen fördert. Zudem kann der Coach den Prozess besser steuern und den Fortschritt anhand klar definierter Meilensteine überprüfen, was zu nachhaltigeren Ergebnissen führt.

6.2.4 Implementierung von Teilzielen

Teilziele sind ein essenzieller Bestandteil eines ganzheitlichen Schlafcoachingprozesses. Sie ermöglichen es, komplexe und langfristige Ziele in überschaubare Schritte zu unterteilen, wodurch der Fortschritt messbar und greifbar wird. Besonders im Schlafcoaching, wo Veränderungen oft schrittweise und individuell erfolgen, schaffen Teilziele Motivation und fördern das Durchhaltevermögen. Durch die klare Strukturierung kleinerer Erfolge können sowohl der Coach als auch die Klienten Fortschritte besser bewerten und gegebenenfalls Anpassungen vornehmen. Zudem helfen Teilziele, Verhaltensmuster nachhaltig zu verändern, da wiederholte kleine Erfolge eine langfristige Verhaltensänderung festigen und den Weg zu einem gesunden Schlaf erleichtern.

Beispiele für Teilziele können beispielsweise sein:

- Reduktion der Einschlafzeit um 10 min pro Woche,
- Erhöhung der durchschnittlichen Schlafdauer um 30 min innerhalb eines Monats,
- Etablierung einer konsistenten Schlafroutine innerhalb von 2 Wochen,
- Steigerung der körperlichen Aktivität innerhalb von 4 Wochen (z. B. mehr Schritte pro Tag).

Dieser schrittweise Ansatz führt nicht nur zu nachhaltigen Verhaltensänderungen, sondern stärkt auch das Vertrauen des Klienten in den Prozess. Zusammengefasst sind Teilziele ein unverzichtbares Instrument im Schlafcoaching, um den Weg zu einem gesunden und erholsamen Schlaf effizient und effektiv zu gestalten.

6.2.5 Zieldokumentation

Die Dokumentation von Zielen im ganzheitlichen Coachingprozess ist von entscheidender Bedeutung, um den Fortschritt gezielt und messbar zu gestalten. Besonders im Schlafcoaching, wo individuelle Bedürfnisse und

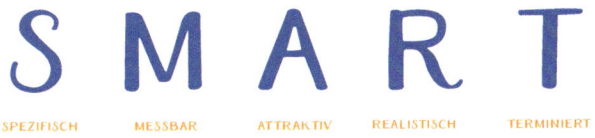

Abb. 6.2 Eine Ausrichtung der Coachingziele an der SMART-Methode kann durchaus sinnvoll sein

Herausforderungen stark variieren können, spielt die klare Zielsetzung eine zentrale Rolle. Durch das schriftliche Festhalten von Zielen wird ein konkreter Bezugspunkt geschaffen, der sowohl dem Coach als auch dem Klienten hilft, den Fortschritt regelmäßig zu evaluieren. Dies fördert nicht nur die Motivation, sondern sorgt auch für Transparenz im Prozess.

Ziele geben dem Coaching eine klare Struktur und ermöglichen es, spezifische Maßnahmen und Techniken auf die individuellen Bedürfnisse anzupassen. Dabei sollte die Zielformulierung immer **SMART** (spezifisch, messbar, attraktiv, realistisch und terminiert) sein, um sicherzustellen, dass sie erreichbar und sinnvoll ist (siehe Abb. 6.2). Die Dokumentation dient hierbei als Instrument zur Reflexion: Der Klient kann jederzeit überprüfen, inwieweit er sich auf dem Weg zur Zielerreichung befindet.

Zusätzlich bietet die Dokumentation dem Coach die Möglichkeit, potenzielle Hindernisse frühzeitig zu erkennen und den Coachingprozess entsprechend anzupassen. Insgesamt ist die schriftliche Erfassung von Zielen ein unverzichtbarer Bestandteil eines erfolgreichen und nachhaltigen Coachingprozesses, der langfristige Veränderungen fördert.

6.2.6 Abweichung von Zielen

Im ganzheitlichen Schlafcoaching kann es vorkommen, dass Klienten von den vereinbarten Zielen abweichen. In solchen Fällen ist es wichtig, den Prozess flexibel anzupassen, ohne die übergeordneten Ziele aus den Augen zu verlieren. Zunächst sollte man die Gründe für die Abweichung klären – möglicherweise liegen neue Herausforderungen oder unvorhergesehene Lebensumstände vor. Ein offenes, wertfreies Gespräch schafft Klarheit und hilft, das Vertrauen aufrechtzuerhalten. Gemeinsam mit dem Klienten sollten realistische Anpassungen oder Zwischenziele definiert werden. Dies fördert die Motivation und den Fortschritt, während der Coachingprozess individuell bleibt und nachhaltig wirksam ist.

6.3   Mögliche Inhalte der Coachingsessions

Nach einer ganzheitlichen Anamnese und Zieldefinition kann es nun endlich mit dem Schlafcoaching losgehen. In einer Schlafcoachingsitzung liegt der Fokus auf der individuellen Anpassung von Strategien und Techniken, um die Schlafqualität und -quantität zu verbessern. Der Inhalt solcher Sitzungen kann je nach den spezifischen Bedürfnissen des Klienten variieren, jedoch lassen sich einige zentrale Themen und Methoden identifizieren.

Basierend auf den definierten Coachingzielen wird dann ein individueller Plan entwickelt. Ein häufiges Thema in den ersten Sitzungen ist die **Verbesserung der Schlafumgebung.** Hierzu gehört die Anpassungen der Raumtemperatur, der Beleuchtung und der Matratzenqualität. Zudem werden Empfehlungen zur Reduzierung von Störfaktoren wie Lärm und elektronischen Geräten gegeben. Dies lässt sich in den meisten Fällen bei den Klienten sehr leicht umsetzen und kann bereits die ersten Schlaferfolge mit sich bringen.

Ein weiteres wichtiges Thema für die 1. oder 2. Sitzung ist die Etablierung eines konsistenten **Schlafrhythmus**. Der Coach arbeitet mit dem Klienten an der Entwicklung einer regelmäßigen Schlafenszeit und einer stabilen Aufwachzeit. Die Bedeutung eines festen Rhythmus für den zirkadianen Rhythmus und die Schlafqualität wird dabei erläutert und durch konkrete Handlungsanweisungen unterstützt.

In folgenden Sitzungen können vereinzelte Schwerpunkte herangezogen werden, wie z. B. die Themen Stressbewältigung, Ernährung und Bewegung.

Techniken zur **Stressbewältigung** spielen eine zentrale Rolle, da Stress und Angst häufige Ursachen für Schlafstörungen sind. Daher werden in den Sitzungen Methoden wie Achtsamkeit, Meditation oder progressive Muskelentspannung vermittelt. Ziel ist es, den Klienten dabei zu unterstützen, vor dem Schlafengehen zur Ruhe zu kommen und eine entspannende Abendroutine zu etablieren.

Ernährung und **Bewegung** sind ebenfalls relevante Themen. Der Coach berät über den Einfluss von Koffein, Alkohol und schweren Mahlzeiten auf den Schlaf und gibt Empfehlungen für eine schlaffördernde Ernährung.

Auch regelmäßige körperliche Aktivität wird thematisiert, da Bewegung den Schlaf positiv beeinflussen kann, jedoch muss darauf geachtet werden, dass die Aktivität zeitlich nicht zu nah am Schlafengehen erfolgt.

BEISPIELHAFTER ABLAUF IM SCHLAFCOACHING FÜR 5 SESSIONS (Abb. 6.3)

Der Ablauf eines Schlafcoachings: Ein Beispiel über 5 Sitzungen

1. Sitzung: Anamnese und Zielsetzung

In der ersten Sitzung stehen das Kennenlernen und die umfassende Anamnese im Vordergrund. Der Schlafcoach erfasst das aktuelle Schlafverhalten des Klienten durch gezielte Fragen zu den Schlafgewohnheiten, der Schlafumgebung und dem allgemeinen Gesundheitszustand. Auch der Tagesablauf und potenzielle Stressoren werden besprochen. Dies geschieht oft mithilfe eines Schlafprotokolls, das die Klienten im Vorfeld ausfüllen.

Ziele der Sitzung:

- Erfassung des Schlafmusters
- Identifikation möglicher Schlafstörungen (z. B. Insomnie, Schlafapnoe, Restless-Legs-Syndrom)
- Festlegung realistischer und messbarer Ziele (z. B. Verbesserung der Schlafdauer, Verringerung der Einschlafzeit)

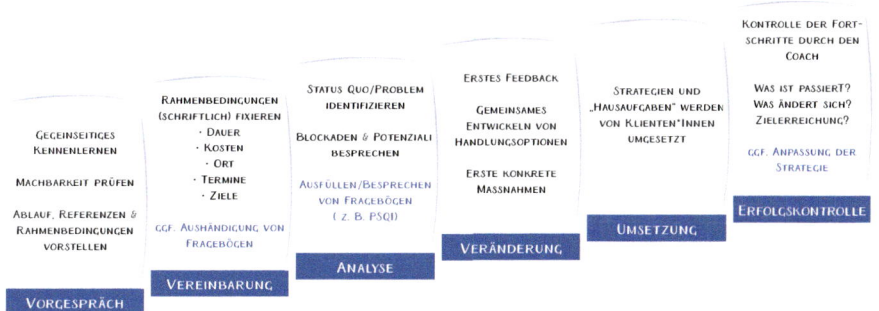

Abb. 6.3 Beispielhafter Ablauf im Schlafcoaching für 5 Sessions

2. Sitzung: Aufklärung und erste Maßnahmen

Nach der Auswertung der gesammelten Daten wird eine detaillierte Analyse durchgeführt. Der Coach erklärt, welche Faktoren den Schlaf beeinträchtigen könnten (z. B. Bildschirmnutzung vor dem Schlafen, koffeinhaltige Getränke). Basierend auf der Analyse werden erste Maßnahmen vorgestellt. Dies kann die Anpassung der Schlafhygiene beinhalten, wie:

- Verbesserung der Schlafumgebung (Dunkelheit, Temperatur, Ruhe),
- Etablierung einer regelmäßigen Schlafenszeit,
- Einführung einer abendlichen Routine zur Entspannung (z. B. Atemübungen oder Meditation).

Ziele der Sitzung:

- Verständnis der individuellen Schlafproblematik
- Einführung kleiner, sofort umsetzbarer Maßnahmen

3. Sitzung: Verhaltenstherapeutische Interventionen

In dieser Sitzung werden kognitive und verhaltenstherapeutische Techniken vermittelt. Viele Schlafstörungen resultieren aus negativen Gedanken und Verhaltensmustern rund um das Thema Schlaf. Der Schlafcoach arbeitet mit Techniken wie der **kognitiven Umstrukturierung**, um negative Denkmuster zu durchbrechen. Zudem wird die **Stimuluskontrolle** eingeführt, bei der die Klienten lernen, das Bett ausschließlich mit Schlaf zu assoziieren.
  Beispiele für Maßnahmen:

- Verlassen des Bettes nach 20 min, wenn kein Schlaf eintritt, und erst zurückkehren, wenn sich wieder Schläfrigkeit einstellt
- Bewusstes Vermeiden von Aktivitäten wie Fernsehen oder Arbeiten im Bett

Ziele der Sitzung:

- Reduzierung des Drucks, „einschlafen zu müssen"
- Verhaltensänderungen im Umgang mit Schlafstörungen

4. Sitzung: Optimierung des Schlaf-Wach-Rhythmus

In der 4. Sitzung liegt der Fokus auf der Festigung des Schlaf-Wach-Rhythmus. Es wird auf die Bedeutung der **Schlafrestriktion** eingegangen, bei der die Zeit im Bett auf die tatsächlich geschlafene Zeit begrenzt wird, um den Schlafdruck zu erhöhen. Durch die gezielte Reduktion der Bettzeit verbessert sich die Schlafeffizienz. Der Coach unterstützt die Klienten dabei, allmählich die Bettzeit wieder zu verlängern, sobald sich der Schlaf verbessert hat.

Ziele der Sitzung:

- Etablierung eines konstanten Schlaf-Wach-Rhythmus
- Verbesserung der Schlafeffizienz und -dauer

5. Sitzung: Rückblick, Fortschrittsbewertung und nachhaltige Strategien

In der abschließenden Sitzung werden die Fortschritte der letzten Wochen bewertet. Der Schlafcoach überprüft gemeinsam mit dem Klienten, welche Maßnahmen besonders gut funktioniert haben und welche Herausforderungen es noch gibt. Es wird ein langfristiger Plan zur Aufrechterhaltung der verbesserten Schlafqualität entwickelt.

Ziele der Sitzung:

- Bewertung des Erfolgs
- Anpassung der Maßnahmen bei Bedarf
- Entwicklung eines langfristigen Schlafmanagements

Das strukturierte Vorgehen in einem Schlafcoaching sorgt dafür, dass sich Klienten schrittweise und systematisch mit ihrem Schlafverhalten auseinandersetzen. Jede Sitzung baut auf der vorherigen auf und führt zu einem ganzheitlichen Verständnis und einer nachhaltigen Verbesserung der Schlafqualität.

Fragetechniken
Fragetechniken sind ein zentrales Element im Schlafcoaching, um tiefere Einblicke in die Schlafgewohnheiten und die zugrunde liegenden Ursachen von Schlafproblemen zu gewinnen. Der Coach verwendet verschiedene Fragetechniken, darunter:

Offene Fragen: Ermöglichen es dem Klienten, detaillierte Antworten zu geben und seine Erfahrungen umfassend zu schildern (z. B. „Wie fühlt sich Ihr Schlaf an einem typischen Abend an?").

- Geschlossene Fragen: Helfen, spezifische Informationen zu erhalten (z. B. „Haben Sie in den letzten Wochen Schlafmittel eingenommen?").
- Reflexive Fragen: Unterstützen den Klienten dabei, eigene Einsichten zu gewinnen (z. B. „Was glauben Sie, könnte der Grund für Ihre Schlafstörungen sein?").
- Skalierungsfragen: Ermöglichen eine quantitative Bewertung der Schlafqualität (z. B. „Auf einer Skala von 1 bis 10, wie würden Sie Ihre Schlafqualität bewerten?").

Durch den gezielten Einsatz dieser Fragetechniken kann der Coach ein umfassendes Verständnis der Schlafprobleme des Klienten entwickeln und maßgeschneiderte Lösungen anbieten.

6.4   Schlafspezifische Fragebögen

Schlafspezifische Fragebögen spielen eine zentrale Rolle in der Anamnese und der Dokumentation von Fortschritten im Schlafcoaching. Diese standardisierten Instrumente ermöglichen es, objektive Daten über die Schlafgewohnheiten und -probleme des Klienten zu erfassen, die als Grundlage für eine präzise Analyse dienen. Indem Schlafqualität, Dauer, Einschlafverhalten und nächtliche Wachphasen systematisch erfasst werden, lassen sich individuelle Schlafmuster erkennen und gezielte Coachingstrategien entwickeln.

Im Verlauf des Coachings sind solche Fragebögen zudem ein wertvolles Werkzeug, um den Fortschritt zu überwachen. Regelmäßige Wiederholungen ermöglichen es, Veränderungen im Schlafverhalten sichtbar zu machen und den Erfolg der angewendeten Methoden zu beurteilen. Durch die Dokumentation der Ergebnisse lässt sich nicht nur der Coachingprozess anpassen, sondern auch die Motivation der Klienten steigern, indem sie messbare Erfolge wahrnehmen können. Schlafspezifische Fragebögen tragen so wesentlich zur Qualität und Wirksamkeit eines Schlafcoachings bei, indem sie sowohl eine präzise Ausgangsdiagnose als auch eine kontinuierliche Erfolgskontrolle ermöglichen.

Nachfolgend stellen wir eine Auswahl der relevantesten Fragebögen vor, die zur Erfassung der Schlafqualität, der Tagesschläfrigkeit oder der Schlafeffizienz dienen können (siehe Abb. 6.4).

VERFAHREN	ZIELSETZUNG	BESCHREIBUNG
PITTSBURGHER SCHLAFQUALITÄTSINDEX (PSQI)	Einfassung der subjektiven Schlafqualität sowie von Schlafstörungen inkl. Fremd- anamnese	Fragebogen zur Selbsteinschätzung Dauer 5 – 10 Min. Gesamt-Score 0 bis 21
SCHLAFFRAGEBOGEN A (SF-A)	Spezifische Erfassung des Schlafs der vor- hergehenden Nacht und der Befindlichkeit des Vortags	Schlaffragebogen mit 22 Fragen Dauer ca. 3 – 5 Min. Wertebereich 1 bis 5 mit 5 Subskalen
ABEND- UND MORGEN- PROTOKOLLE SCHLAFTAGEBUCH	Schlaftagebuch zur Diagnostik und Therapieverlaufsmessung	Schlaftagebuch, das mit geringem Zeit- aufwand für längere Zeiträume genutzt werden kann
INSOMNIA SEVERITY INDEX (ISI)	Erfasst den Schweregrad insomnischer Störungen	Fragebogen mit 7 Items Dauer 3 – 5 Min. Wertebereich 0 bis 28

Abb. 6.4   Übersicht der häufigsten und beliebtesten Schlaffragebögen

6.4.1   Abend- und Morgenprotokolle

Abend- und Morgenprotokolle sind wichtige Werkzeuge im Schlafcoaching, um die Schlafgewohnheiten und -muster des Klienten zu überwachen. Diese Protokolle erfassen detaillierte Informationen über den Schlafverlauf und mögliche Störfaktoren.

- Abendprotokoll: Der Klient notiert vor dem Schlafengehen Aktivitäten, Ernährung, Stimmung und andere relevante Faktoren, die den Schlaf be- einflussen könnten.
- Morgenprotokoll: Nach dem Aufwachen dokumentiert der Klient Schlaf- dauer, Qualität des Schlafs, Aufwachzeiten und subjektive Empfindungen des Schlafs.

Diese Protokolle ermöglichen es dem Coach, Muster und Zusammenhänge zu erkennen und gezielte Empfehlungen zur Verbesserung der Schlafge- wohnheiten zu geben.

Abend- und Morgenprotokoll im Schlafcoaching
Im Schlafcoaching spielt die Dokumentation von Schlafgewohnheiten eine zentrale Rolle, um individuelle Schlafmuster zu erkennen und gezielte Ver- besserungen vorzunehmen. Ein bewährtes Werkzeug hierfür ist der Fragebo- gen in Form eines Abend- und Morgenprotokolls.

Das Abendprotokoll

Das Abendprotokoll wird vor dem Zubettgehen ausgefüllt und dient dazu, Verhaltensweisen und Gedankenmuster kurz vor dem Schlaf zu dokumentieren. Hierbei werden Fragen zu Aktivitäten vor dem Schlafengehen gestellt, wie etwa der Nutzung elektronischer Geräte, der Einnahme von Nahrungsmitteln oder Getränken sowie dem emotionalen Zustand. Diese Informationen helfen, Gewohnheiten zu identifizieren, die den Schlaf möglicherweise negativ beeinflussen, wie z. B. spätes Kaffeetrinken oder erhöhte Anspannung.

Das Morgenprotokoll

Das Morgenprotokoll wird nach dem Aufwachen ausgefüllt und dokumentiert die Schlafqualität sowie das subjektive Empfinden des Schlafs. Hier werden Fragen zur Einschlafdauer, nächtlichen Wachphasen, Traumaktivität und dem allgemeinen Wohlbefinden beim Aufwachen gestellt. Dieses Protokoll ermöglicht eine präzise Selbstreflexion und gibt Aufschluss darüber, ob die zuvor erfassten Verhaltensweisen einen Einfluss auf die Schlafqualität hatten.

Durch die regelmäßige Führung des Abend- und Morgenprotokolls lassen sich problematische Muster erkennen und im Coaching gezielte Veränderungen vorschlagen, um die Schlafqualität langfristig zu verbessern.

Weitere Informationen zum Fragebogen findest du hier:

Ziel: Routinierte tägliche Erfassung des Abend- und Morgenbefindens mit dezidierten Fragen zum täglichen Schlafverhalten.

Vorteile: Tägliche Erfassung, unterschiedliche Zeiten der Betrachtung (Abend vs. Morgen), kann Schwankungen zwischen den Tagen deutlich machen.

Nachteile: Gibt nur akute subjektive Beobachtungen wieder.

6.4.2 Pittsburgh Sleep Quality Index (PSQI)

Der Pittsburgh Sleep Quality Index (PSQI) ist ein weitverbreiteter und validierter Fragebogen zur Erfassung der subjektiven Schlafqualität. Er wurde entwickelt, um eine umfassende Einschätzung verschiedener Aspekte des Schlafes zu ermöglichen, einschließlich Schlafdauer, Schlaflatenz (Zeit bis zum Einschlafen), Schlafstörungen, Gebrauch von Schlafmedikamenten und Tagesmüdigkeit.

Der PSQI besteht aus 19 Fragen, die in 7 Komponenten unterteilt sind: subjektive Schlafqualität, Schlaflatenz, Schlafdauer, Schlafwirksamkeit, Schlafstörungen, Gebrauch von Schlafmitteln und Beeinträchtigung der Tagesaktivitäten. Jede Komponente wird mit einer Punktzahl von 0 bis 3 bewertet, wobei höhere Werte eine schlechtere Schlafqualität anzeigen. Die Gesamtpunktzahl reicht von 0 bis 21, wobei eine Punktzahl über 5 auf eine schlechte Schlafqualität hinweist.

Der PSQI wird sowohl in der Forschung als auch in klinischen Umfeldern genutzt, um Schlafprobleme zu diagnostizieren und zu überwachen. Er ist ein wichtiges Instrument im Schlafcoaching, da er es ermöglicht, gezielte Interventionen zu entwickeln, die auf den individuellen Schlafbedürfnissen der Klienten basieren.

Im Rahmen eines Schlafcoachings empfiehlt sich der PSQI gerade in der ersten Sitzung, da er rückblickend (retrospektiv) das subjektive Schlafbefinden der letzten 4 Wochen gesamtheitlich erfasst.

Weitere Informationen zum PSQI findest du hier:

Ziel: Kumulative Erfassung des subjektiven Schlafverhaltens in den letzten 4 Wochen.

Vorteile: Gibt einen Gesamtüberblick über das Schlafverhalten und subjektive Empfinden über einen längeren Zeitraum.

Nachteile: Berücksichtigt keine individuellen Schwankungen innerhalb des Wochenrhythmus und zwischen einzelnen Tagen.

6.4.3 Fragebogen zur Schlafeffizienz

Die Schlafeffizienz beschreibt das Verhältnis von tatsächlicher Schlafzeit zur gesamten im Bett verbrachten Zeit. Sie ist ein wichtiger Indikator für die Schlafqualität und wird in der Schlafmedizin sowie im Schlafcoaching häufig zur Analyse herangezogen. Ein hoher Wert deutet darauf hin, dass die meiste Zeit im Bett tatsächlich mit Schlafen verbracht wird, während ein niedriger Wert auf Schlafstörungen, häufiges Wachliegen oder Schlaflosigkeit hinweisen kann.

Im Rahmen des Schlafcoachings kommt oft ein *Schlafeffizienz-Fragebogen* zum Einsatz. Dieser Fragebogen erhebt detaillierte Informationen über die nächtlichen Schlafgewohnheiten. Typische Fragen betreffen die Dauer des Einschlafens, nächtliches Erwachen, die Gesamtschlafzeit sowie das morgendliche Aufwachen. Die gesammelten Daten ermöglichen es, die Schlafeffizienz zu berechnen und mögliche Ursachen für Schlafprobleme zu identifizieren.

Durch die regelmäßige Anwendung des Fragebogens können Veränderungen in den Schlafmustern dokumentiert werden. Dies hilft sowohl Schlafcoaches als auch den Betroffenen selbst, Fortschritte zu erkennen und gezielte Anpassungen vorzunehmen, um die Schlafeffizienz und somit die Schlafqualität langfristig zu verbessern.

Weitere Informationen zum Fragebogen findest du hier:

Ziel: Bewertung der Schlafqualität und -effizienz auf Basis der Zeit im Bett und der tatsächlichen Schlafzeit.

Vorteile: Einfach und schnell auszufüllen.

Nachteile: Erfordert Ehrlichkeit und Regelmäßigkeit bei der Beantwortung, subjektive Einschätzungen können Ergebnisse beeinflussen, keine direkte Messung von physiologischen Parametern (z. B. Gehirnaktivität).

6.4.4 Epworth Sleepiness Scale (ESS)

Die Epworth Sleepiness Scale (ESS) ist ein weitverbreiteter Fragebogen, der entwickelt wurde, um die Tagesmüdigkeit einer Person zu messen. Diese Skala wurde erstmals 1991 von Dr. Murray Johns eingeführt und ist seither ein wichtiges Instrument zur Beurteilung von Schläfrigkeit im Alltag. Der Fragebogen enthält 8 Szenarien des täglichen Lebens, wie z. B. das Sitzen und Lesen, Fernsehen oder das Sitzen in einem Auto als Beifahrer. Die Befragten geben für jede Situation an, wie wahrscheinlich es ist, dass sie in dieser Situation einnicken würden. Die Antworten werden auf einer Skala von 0 (keine Einschlafwahrscheinlichkeit) bis 3 (hohe Einschlafwahrscheinlichkeit) bewertet.

Die Gesamtsumme der Punkte gibt Aufschluss darüber, wie stark eine Person von übermäßiger Tagesmüdigkeit betroffen ist. Ein Score von 0 bis 9 wird als normal angesehen, während ein Wert von 10 oder höher auf eine erhöhte Schläfrigkeit hinweisen kann, die weitere Untersuchungen erfordert.

Die ESS ist ein einfach anzuwendendes, aber aussagekräftiges Instrument, das insbesondere in der Diagnostik von Schlafstörungen wie Schlafapnoe oder Narkolepsie eingesetzt wird. Sie hilft Schlafcoaches und Ärzten, einen wichtigen Aspekt der Schlafqualität – die Tagesmüdigkeit – systematisch zu erfassen und zu bewerten.

Weitere Informationen zum Fragebogen findest du hier:

Ziel: Fragebogen zur Erfassung der Tagesschläfrigkeit.

Vorteile: Einfach und schnell auszufüllen, guter Indikator für exzessive Tagesschläfrigkeit, hilft bei der Erstdiagnose.

Nachteile: Subjektive Einschätzung, keine detaillierte Analyse von Schlafstörungen, nicht für alle Patienten geeignet (z. B. bei kognitiven Einschränkungen).

6.4.5 Sleeptracker: Funktionsweise, Vorteile und Nachteile im Schlafcoaching

Sleeptracker sind technische Geräte oder Anwendungen, die zur Überwachung und Analyse des Schlafverhaltens eingesetzt werden. Sie arbeiten in der Regel über Bewegungssensoren, Herzfrequenzmesser und manchmal auch über Hauttemperatur- oder Sauerstoffsättigungssensoren, um die Schlafphasen und Schlafqualität zu bestimmen. Die erfassten Daten werden von Algorithmen ausgewertet, um Rückschlüsse auf die Länge und Tiefe des Schlafs, die Verteilung der Schlafphasen (Leichtschlaf, Tiefschlaf, REM-Schlaf) und die Anzahl der Wachphasen zu ziehen.

Es gibt verschiedene Arten von Sleeptrackern. Zu den häufigsten gehören tragbare Geräte wie Smartwatches, Ringe oder Fitnessarmbänder, die über Nacht am Handgelenk oder Finger getragen werden. Andere Varianten sind Matratzenauflagen oder Sensormatten, die unter das Bettlaken gelegt werden. Es existieren auch Smartphone-Apps, die über das Mikrofon und den Bewegungssensor des Telefons Daten sammeln.

Vorteile von Sleeptrackern im Schlafcoaching

Bewusstsein für das Schlafverhalten
Sleeptracker helfen Nutzern, ein besseres Verständnis für ihr Schlafverhalten zu entwickeln. Viele Menschen überschätzen oder unterschätzen ihre Schlafqualität und -dauer. Durch die regelmäßige Datenerfassung wird das subjektive Empfinden mit objektiven Daten verglichen, was zu einem realistischeren Selbstbild führt.

Veränderungen erkennen und nachverfolgen
Tracker ermöglichen es, Trends im Schlafverhalten über längere Zeiträume zu beobachten. Dies ist besonders hilfreich im Schlafcoaching, da es Fortschritte oder Rückschritte dokumentieren kann. Das Erkennen von

Mustern, wie z. B. häufige Wachphasen oder eine schlechte Erholung in der Nacht, kann zu gezielten Coachingmaßnahmen führen.

Motivation zur Verbesserung

Die Möglichkeit, Schlafdaten zu visualisieren und zu analysieren, kann einen positiven Einfluss auf die Motivation haben. Durch das Setzen von Zielen, wie etwa eine längere Tiefschlafphase oder eine verbesserte Schlafhygiene, können Nutzer schrittweise ihre Schlafqualität verbessern.

Nachteile von Sleeptrackern

Genauigkeit der Daten

Einer der größten Kritikpunkte an Sleeptrackern ist die eingeschränkte Genauigkeit. Viele Geräte basieren hauptsächlich auf Bewegungsdaten (Aktigrafie), die zwar grobe Hinweise auf Schlafphasen geben, aber nicht so genau sind wie beispielsweise eine Polysomnografie, die in professionellen Schlaflaboren verwendet wird. Fehlinterpretationen der Daten sind daher möglich, was zu einer falschen Einschätzung des Schlafs führen kann.

Übermäßige Fokussierung auf Daten

Einige Nutzer können sich zu stark auf die erhobenen Daten konzentrieren und eine sogenannte „Orthosomnie" entwickeln – eine übermäßige Besessenheit von perfektem Schlaf. Dies kann zu Stress und Druck führen, der den Schlaf paradoxerweise verschlechtert. Schlafcoaches müssen darauf achten, dass Tracker als Hilfsmittel und nicht als ultimative Bewertung des Schlafs betrachtet werden.

Datenschutz und Sicherheit

Da Sleeptracker persönliche Gesundheitsdaten erfassen, stellen Datenschutz und Datensicherheit ein potenzielles Problem dar. Nicht alle Geräte oder Apps verfügen über ausreichend Schutzmaßnahmen, was zu Bedenken hinsichtlich der Weitergabe oder des Missbrauchs der Daten führen kann.

Zusammenfassend bieten Sleeptracker wertvolle Einblicke in das Schlafverhalten und können im Rahmen eines Schlafcoachings zur Verbesserung der Schlafqualität beitragen. Sie sind jedoch kein Ersatz für professionelle Diagnosen und sollten als ergänzendes Werkzeug genutzt werden. Es gilt, die Balance zwischen einem gesunden Interesse an den eigenen Schlafdaten und einer übermäßigen Fokussierung darauf zu finden.

6.4.6 Portable Polysomnografie

Die mobile Polysomnografie ist eine diagnostische Methode, die zur Untersuchung von Schlafstörungen eingesetzt wird. Dabei handelt es sich um ein tragbares Gerät, das es ermöglicht, den Schlaf einer Person außerhalb eines Schlaflabors, meist zu Hause, aufzuzeichnen. Das System misst verschiedene physiologische Parameter wie die Gehirnaktivität (EEG), Augenbewegungen (EOG), Muskelaktivität (EMG), Herzfrequenz (EKG), Atemfluss, Sauerstoffsättigung im Blut sowie Körperposition und Schnarchen. Ziel ist es, Schlafmuster zu analysieren und Hinweise auf mögliche Schlafstörungen wie Schlafapnoe, periodische Beinbewegungen oder Insomnie zu liefern.

Das mobile Gerät wird vor dem Schlafengehen angelegt und zeichnet während der Nacht die relevanten Daten auf. Am nächsten Tag werden die Daten entweder manuell oder per Fernübertragung von einem Spezialisten ausgewertet. Dies ermöglicht eine detaillierte Analyse der Schlafarchitektur und eventueller Schlafstörungen.

Vorteile

Komfort und Bequemlichkeit: Die Untersuchung kann in der gewohnten Umgebung stattfinden, was für viele Patienten weniger stressig ist als ein Aufenthalt im Schlaflabor.

Kosteneffizienz: Die mobile Polysomnografie ist meist günstiger als eine stationäre Untersuchung im Labor.

Zugänglichkeit: Besonders in ländlichen Gegenden ist sie eine wertvolle Alternative, da nicht jeder Patient Zugang zu einem spezialisierten Schlaflabor hat.

Nachteile

Weniger genaue Ergebnisse: Im Vergleich zur stationären Polysomnografie können manche Messungen, wie z. B. die EEG-Signale, weniger präzise sein.

Technische Fehler: Das Risiko von Bedienungsfehlern durch den Patienten oder Geräteausfällen ist höher.

Auswertungen und Interpretation von Ergebnissen und Daten

Die Auswertung der gesammelten Daten ist ein entscheidender Schritt, um den Fortschritt zu beurteilen und die Wirksamkeit der Coachingstrategien zu bewerten. Der Coach analysiert die Informationen aus den Protokollen, den Fragetechniken und der Zielverfolgung, um Muster und Verbesserungen zu identifizieren:

- quantitative Analyse: Bewertung von messbaren Fortschritten wie der Verringerung der Einschlafzeit oder der Erhöhung der Schlafdauer,
- qualitative Analyse: Berücksichtigung der subjektiven Erfahrungen und des Wohlbefindens des Klienten.

Die Ergebnisse der Auswertungen werden mit dem Klienten besprochen, um den Coachingprozess gegebenenfalls anzupassen und neue Strategien zu entwickeln.

Motivation ist ein zentraler Faktor für den Erfolg des Schlafcoachings. Der Coach unterstützt den Klienten kontinuierlich, motiviert ihn und stärkt seine Selbstwirksamkeit. Zu den Techniken zur Förderung der Motivation gehören:

- positive Verstärkung: Anerkennung und Belohnung von Fortschritten und erreichten Teilzielen,
- Visualisierung: Verwendung von Visualisierungstechniken, um positive Schlafszenarien und erfolgreiche Zielerreichungen zu veranschaulichen,
- Selbstmonitoring: Förderung der Selbstbeobachtung und Reflexion, um dem Klienten ein Gefühl der Kontrolle über seine Schlafgewohnheiten zu vermitteln.

Ein motivierter Klient ist eher bereit, die notwendigen Veränderungen vorzunehmen und langfristig beizubehalten, was entscheidend für den Erfolg des Schlafcoachings ist.

Fazit:
Der Ablauf eines Schlafcoachings ist ein strukturierter und individuell angepasster Prozess, der verschiedene Techniken und Strategien zur Verbesserung der Schlafqualität umfasst. Von der Anamnese über die Zieldefinition und den Einsatz spezifischer Fragetechniken bis hin zur Auswertung und Motivation – jeder Schritt spielt eine entscheidende Rolle für den Erfolg des Coachings. Durch die Kombination wissenschaftlicher Methoden und personalisierter Beratung kann Schlafcoaching effektiv dazu beitragen, die Schlafqualität und das allgemeine Wohlbefinden der Klienten nachhaltig zu verbessern.

7

Organisatorische Bedingungen für ein erfolgreiches Schlafcoaching

7.1 Regulatorisches

In Deutschland gibt es keine spezifischen gesetzlichen Regelungen, die explizit für die Tätigkeit als Schlafcoach gelten. Allerdings müssen Fachkräfte im Bereich Schlafcoaching verschiedene allgemeine regulatorische Anforderungen erfüllen, um ihre Dienstleistungen legal anzubieten und um sicherzustellen, dass ihre Arbeit sowohl ethischen als auch rechtlichen Standards entspricht. Diese Anforderungen umfassen:

Berufsrechtliche Rahmenbedingungen
In Deutschland gibt es keinen anerkannten Beruf des „Schlafcoaches" im klassischen Sinne. Daher fallen Schlafcoaches nicht unter spezifische Berufsregelungen, wie sie für Ärzte, Psychologen oder Therapeuten existieren. Dennoch können allgemeine berufliche Regelungen, wie das Gesetz gegen den unlauteren Wettbewerb (UWG) und das Telemediengesetz (TMG), relevant sein. Diese Gesetze regulieren die Transparenz der angebotenen Dienstleistungen und den Schutz der Verbraucherrechte.

Datenschutz
Da Schlafcoaches oft mit persönlichen und sensiblen Daten ihrer Klienten arbeiten, müssen sie die Anforderungen des Datenschutzes gemäß der Datenschutz-Grundverordnung (DSGVO) einhalten. Dazu gehören die sichere Speicherung und Verarbeitung von Daten sowie die Einholung einer informierten Einwilligung der Klienten.

M. Dworak und A. Steiner, *Schlafcoaching*, https://doi.org/10.1007/978-3-662-70386-1_7

Haftpflichtversicherung
Für Schlafcoaches ist es ratsam, eine Berufshaftpflichtversicherung abzuschließen. Diese Versicherung schützt vor finanziellen Risiken, die durch mögliche Schadensersatzansprüche entstehen könnten. Auch wenn Schlafcoaches nicht gesetzlich verpflichtet sind, eine solche Versicherung zu haben, wird sie als professioneller Standard angesehen.

Aus- und Weiterbildung
Obwohl es keine gesetzliche Vorschrift gibt, eine bestimmte Qualifikation für den Beruf des Schlafcoaches nachzuweisen, ist es sinnvoll, eine fundierte Aus- und Weiterbildung in den Bereichen Schlafmedizin, Verhaltenstherapie oder verwandten Disziplinen zu haben. Die Qualität und Effektivität der Beratungsleistungen können erheblich von der Fachkompetenz des Coaches profitieren.

Ethische Richtlinien
Schlafcoaches sollten sich an ethische Richtlinien halten, die in der Coachingbranche allgemein anerkannt sind. Dazu gehört die Wahrung der Vertraulichkeit, der respektvolle Umgang mit Klienten und die Vermeidung von Interessenkonflikten. Viele professionelle Coachingverbände bieten hierfür Leitfäden und ethische Standards an.

Gesundheits- und Wellnessregulierung
Wenn Schlafcoaches zusätzliche gesundheitliche oder therapeutische Dienstleistungen anbieten, wie zum Beispiel medizinische Beratung oder Therapieempfehlungen, müssen sie sicherstellen, dass diese Dienstleistungen den geltenden gesundheitlichen Vorschriften entsprechen. Insbesondere dürfen Schlafcoaches keine medizinischen Diagnosen stellen oder Therapien empfehlen, die den medizinischen Fachkräften vorbehalten sind.

Zusammenfassend lässt sich demnach festhalten, dass Schlafcoaches in Deutschland zwar nicht durch spezifische gesetzliche Regelungen für ihren Beruf eingeschränkt sind, jedoch die allgemeinen gesetzlichen Rahmenbedingungen und ethischen Standards einhalten müssen, um ihre Dienstleistungen effektiv und rechtskonform anzubieten.

Angebotspalette und Preisgestaltung
Im Schlafcoaching ist die Preisgestaltung ein entscheidender Faktor sowohl für die Attraktivität von Coachingdiensten als auch für deren Zugänglichkeit. Die Festlegung angemessener Preise ist komplex und erfordert die

Berücksichtigung verschiedener Aspekte, darunter Marktbedingungen, Zielgruppen, Qualifikationen der Coaches und die angebotenen Dienstleistungen. Grundlegend liegt die Preisgestaltung immer im Ermessen des Coaches und richtet sich im Markt nach mehreren Faktoren. Nachfolgend gehen wir auf verschiedene Parameter der Preisgestaltung ein.

7.2 Marktanalyse und Zielgruppen

Die Zielgruppe für Schlafcoaching umfasst vorwiegend Erwachsene, die unter Schlafstörungen leiden oder ihre Schlafgewohnheiten verbessern möchten. Diese Zielgruppe reicht von Berufstätigen mit stressbedingten Schlafproblemen bis hin zu älteren Menschen, die altersbedingte Schlafstörungen erleben. Marktanalysen zeigen, dass die Preisbereitschaft stark variiert und von Faktoren wie Einkommen, Dringlichkeit der Problemlösung und dem wahrgenommenen Wert der Dienstleistung abhängt.

Preisgestaltungskriterien

1. **Qualifikation und Erfahrung des Coaches**: Hochqualifizierte Coaches mit umfangreicher Erfahrung und spezialisierten Kenntnissen im Bereich Schlafmedizin oder -psychologie können höhere Honorare verlangen. Dies liegt daran, dass deren Expertise und die damit verbundene Wirksamkeit der Interventionen oft als besonders wertvoll angesehen werden.
2. **Dauer und Art der Dienstleistungen**: Die Preisgestaltung kann auch durch die Dauer der Sitzungen und die Art der angebotenen Dienstleistungen beeinflusst werden. Einzelcoachingsitzungen sind in der Regel teurer als Paketangebote oder langfristige Programme. Zudem können spezialisierte Dienstleistungen, wie etwa Schlafdiagnosetests oder maßgeschneiderte Interventionspläne, höhere Preise rechtfertigen.
3. **Marktbedingungen**: In städtischen Gebieten, insbesondere in Großstädten wie Berlin, Frankfurt am Main oder München, sind die Preise tendenziell höher als in ländlicheren Regionen. Dies ist auf die höheren Lebenshaltungskosten und eine stärkere Nachfrage in urbanen Zentren zurückzuführen.
4. **Wettbewerbsanalyse**: Die Konkurrenz im Bereich Schlafcoaching beeinflusst ebenfalls die Preisgestaltung. Coaches müssen ihre Preise oft an den Marktdurchschnitt anpassen, um wettbewerbsfähig zu bleiben. Eine gründliche Analyse der Preise ähnlicher Anbieter kann daher helfen, eine angemessene Preisstrategie zu entwickeln.

Mögliche Preisstruktur

Basierend auf den oben genannten Kriterien könnte eine angemessene Preisstruktur wie folgt aussehen:

1. **Einzelcoachingsitzungen**: Preise für Einzelcoachingsitzungen liegen typischerweise zwischen 80 und 150 € pro Stunde. Dieser Preisbereich reflektiert die Kosten für hoch qualifizierte Coaches und deckt die Durchführung und Nachbereitung der Sitzungen ab.
2. **Paketangebote**: Für langfristige Coachingprogramme oder Paketangebote können die Preise zwischen 400 und 1200 € liegen, abhängig von der Anzahl der Sitzungen und der Komplexität der angebotenen Dienstleistungen. Paketangebote bieten den Vorteil einer umfassenden Betreuung und können kosteneffizienter sein als Einzelbuchungen.
3. **Spezialisierte Dienstleistungen**: Zusatzleistungen wie Schlafdiagnosetests oder maßgeschneiderte Interventionspläne können zusätzliche Kosten verursachen. Diese Spezialdienste können zwischen 200 und 500 € kosten, abhängig von der Komplexität und dem erforderlichen Aufwand.

Preise für Gruppen- oder Unternehmensangebote können hierbei deutlich höher ausfallen. Gruppenangebote bieten Teilnehmenden pro Sitzung meist einen Preisvorteil und dem Coach je nach Größe der Gruppe die Möglichkeit eines höheren Stundenlohns. Vorträge und Seminartage in Unternehmen können sogar noch höher berechnet werden. Hier sind z. T. Honorare von mehreren Hundert bis (bei erfahrenen Coaches) Tausenden Euro pro Tag denkbar.

Ein breites und flexibles Angebot ist ein wesentlicher Faktor für den Erfolg im Schlafcoaching. Die Angebotspalette sollte unterschiedliche Bedürfnisse und Präferenzen der Kunden abdecken, von individuellen Coachingsitzungen über Gruppenseminare bis hin zu Onlinekursen. Die Preisgestaltung sollte transparent und wettbewerbsfähig sein, wobei verschiedene Preismodelle angeboten werden können, um unterschiedlichen finanziellen Möglichkeiten gerecht zu werden. Abonnementmodelle, Paketpreise und Rabatte für längere Buchungen oder Empfehlungen können attraktive Optionen für die Kunden darstellen. Spezialisierte Programme für bestimmte Zielgruppen, wie etwa Kinder, Schichtarbeiter oder ältere Menschen, können ebenfalls ein wichtiger Bestandteil des Angebots sein. Eine sorgfältige Kalkulation der Kosten und eine regelmäßige Marktanalyse sind notwendig, um die Preisstrategie anzupassen und sicherzustellen, dass sie sowohl rentabel als auch für die Kunden fair ist (Abb. 7.1).

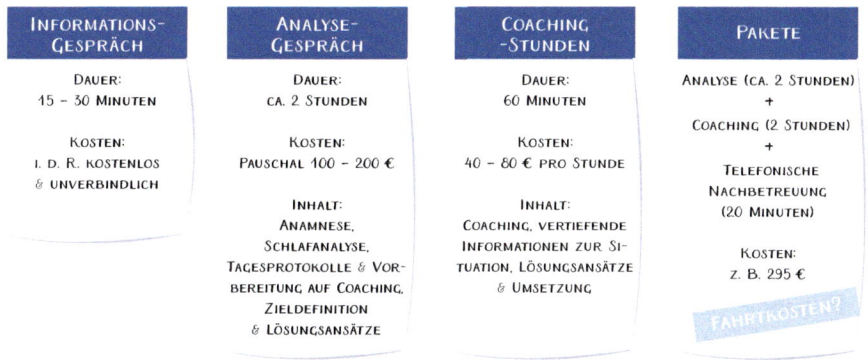

Abb. 7.1 Beispielhafte Darstellung eines möglichen Preiskonstrukts im Schlafcoaching. Die Preisgestaltung liegt immer im Ermessen des Coaches und richtet sich im Markt nach mehreren Faktoren

7.3 Online versus offline

Es gibt mehrere Möglichkeiten, um mit Klienten ein Schlafcoaching durchzuführen. In den letzten Jahren hat sich der Trend hin zu Onlinecoachingdiensten entwickelt, die eine Alternative zu traditionellen persönlichen Coachingsitzungen bieten. Beide Ansätze haben ihre eigenen Vor- und Nachteile, die für die Wahl der geeigneten Methode entscheidend sein können.

Onlinecoaching

Vorteile des Onlinecoachings

1. Flexibilität und Zugänglichkeit: Onlinecoaching bietet eine hohe Flexibilität hinsichtlich der Terminplanung und des Zugangs. Klienten können Sitzungen aus dem Komfort ihres Zuhauses heraus durchführen, ohne Reisezeit oder -aufwand einplanen zu müssen. Dies kann insbesondere für Personen in abgelegenen Gebieten oder mit einem vollen Terminkalender von Vorteil sein.
2. Kostenersparnis: Oftmals sind Onlinecoachingdienste kostengünstiger als persönliche Sitzungen. Die Einsparungen bei den Betriebskosten der Coaches und der Wegfall von Reisekosten können zu niedrigeren Preisen für die Klienten führen.

3. Erreichbarkeit von Spezialisten: Onlinecoaching ermöglicht den Zugang zu Experten, die möglicherweise nicht lokal verfügbar sind. Klienten können mit hoch qualifizierten Coaches zusammenarbeiten, die spezifische Fachkenntnisse in Schlafstörungen oder -techniken haben, die sonst schwer zu finden wären.

Nachteile des Onlinecoachings

1. Fehlende persönliche Interaktion: Der Mangel an persönlicher Interaktion kann den Aufbau einer vertrauensvollen Beziehung erschweren. Nonverbale Signale, die oft bei persönlichen Treffen wahrgenommen werden, gehen online möglicherweise verloren, was die Effektivität der Kommunikation beeinträchtigen kann.
2. Technische Schwierigkeiten: Onlinecoaching ist auf eine zuverlässige Internetverbindung und die Vertrautheit mit digitalen Tools angewiesen. Technische Probleme wie Verbindungsabbrüche oder Softwarefehler können die Sitzung stören und den Fortschritt behindern.
3. Begrenzte emotionale Unterstützung: Für manche Klienten kann die emotionale Unterstützung, die durch physische Präsenz und direkte Interaktion geboten wird, bei Onlinecoachings fehlen. Dies kann die Motivation und das Vertrauen in den Coachingprozess beeinträchtigen.

Das persönliche Coaching

Vorteile des persönlichen Coachings

1. Direkte persönliche Interaktion: Persönliches Coaching ermöglicht eine direkte und oft tiefere emotionale Verbindung zwischen Coach und Klient. Die nonverbalen Kommunikationssignale und die physische Präsenz können den Vertrauensaufbau und die emotionale Unterstützung verbessern.
2. Individualisierte Aufmerksamkeit: Coaches können die nonverbalen Reaktionen der Klienten besser beobachten und unmittelbarer auf deren Bedürfnisse eingehen. Dies kann zu einer präziseren Anpassung der Coachingmethoden führen.
3. Unmittelbare Anpassung: Bei persönlichen Sitzungen kann der Coach sofortige Anpassungen und Feinabstimmungen vornehmen, um auf die Bedürfnisse des Klienten einzugehen, ohne auf mögliche Verzögerungen durch technische Probleme angewiesen zu sein.

Nachteile des persönlichen Coachings

1. Eingeschränkte Flexibilität: Persönliches Coaching erfordert physische Präsenz, was sowohl für den Klienten als auch für den Coach zusätzliche Zeit und Aufwand bedeutet. Dies kann besonders unpraktisch für Personen mit einem vollen Terminkalender oder eingeschränkter Mobilität sein.
2. Höhere Kosten: Persönliche Sitzungen können teurer sein, da sie oft mit zusätzlichen Kosten wie Reisekosten für den Coach oder höhere Gebühren für den Zugang zu Coachingräumen verbunden sind
3. Geografische Einschränkungen: Klienten sind auf Coaches in ihrer geografischen Umgebung beschränkt, was die Auswahlmöglichkeiten einschränken kann. Dies kann insbesondere in ländlichen oder abgelegenen Gebieten ein Problem darstellen.

Insgesamt bietet sowohl das Onlinecoaching als auch das persönliche Coaching im Schlafcoaching spezifische Vorteile und Herausforderungen (siehe Abb. 7.2). Die Wahl zwischen diesen Ansätzen hängt von den individuellen Bedürfnissen, Präferenzen und Umständen der Klienten ab. Beide Methoden können effektiv sein, wenn sie richtig eingesetzt werden und die Stärken ihrer jeweiligen Form nutzen.

Website gestalten
Eine professionell gestaltete Website ist das Aushängeschild eines Schlafcoaches und oft der erste Berührungspunkt für potenzielle Kunden. Die Website sollte übersichtlich und benutzerfreundlich gestaltet sein, mit klaren Informationen zu den angebotenen Dienstleistungen, Preisen und Buchungsmöglichkeiten. Eine gut strukturierte Navigation, ansprechende visuelle Elemente und informative Inhalte sind entscheidend, um das Vertrauen der Besucher zu gewinnen und sie zur Kontaktaufnahme oder Buchung zu animieren.

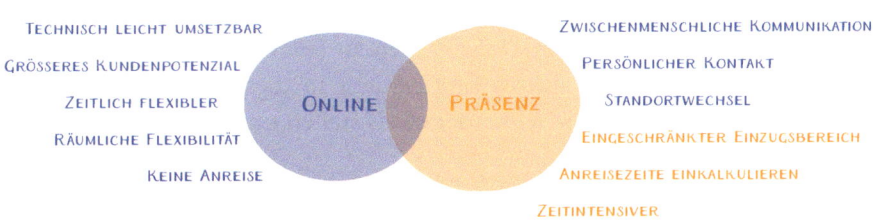

Abb. 7.2 Übersicht über die Vor- und Nachteile eines Online- vs. Präsenzcoachings

Wichtige Elemente einer erfolgreichen Website sind zudem Testimonials und Erfolgsgeschichten zufriedener Kunden, ein Blog mit wertvollen Tipps und Informationen rund um das Thema Schlaf und ein einfach zu nutzendes Kontaktformular. Integration von Onlinebuchungssystemen und -bezahlmöglichkeiten kann den Prozess für die Kunden weiter erleichtern und den professionellen Eindruck verstärken.

7.4 Werbung und Reichweite

Eine gezielte Werbestrategie ist unerlässlich, um die Bekanntheit des Schlafcoachings zu erhöhen und neue Kunden zu gewinnen. Die Nutzung verschiedener Werbekanäle, wie Social Media, Google Ads und Printmedien, ermöglicht es, eine breite Zielgruppe zu erreichen. Content-Marketing, beispielsweise in Form von Blogbeiträgen, Videos oder Podcasts, kann dazu beitragen, das Fachwissen und die Kompetenz des Schlafcoaches zu demonstrieren und gleichzeitig wertvolle Informationen für die Zielgruppe bereitzustellen.

Zusätzlich können Kooperationen mit Gesundheitsorganisationen, Ärzten oder Fitnessstudios die Reichweite und Glaubwürdigkeit erhöhen. Empfehlungsprogramme und positive Mundpropaganda sind ebenfalls wirkungsvolle Mittel, um neue Kunden zu gewinnen und das Vertrauen in die Dienstleistungen zu stärken.

Nützliche Netzwerke
Der Aufbau und die Pflege nützlicher Netzwerke spielen eine zentrale Rolle für den langfristigen Erfolg im Schlafcoaching. Kooperationen mit anderen Gesundheitsdienstleistern, wie Ärzten, Therapeuten und Ernährungsberatern, können wertvolle Synergien schaffen und das eigene Angebot ergänzen. Auch die Mitgliedschaft in Fachverbänden und die Teilnahme an Konferenzen und Weiterbildungen sind wichtig, um auf dem neuesten Stand der Forschung und Praxis zu bleiben und sich mit anderen Experten auszutauschen.

Netzwerke in sozialen Medien und Online communities können ebenfalls wertvoll sein, um sich zu vernetzen, Wissen zu teilen und die eigene Reichweite zu erhöhen. Durch aktives Engagement in diesen Netzwerken kann ein Schlafcoach seine Expertise unter Beweis stellen und potenzielle Kunden auf sich aufmerksam machen.

Zusammengefasst erfordert der Aufbau eines erfolgreichen Schlafcoachings eine sorgfältige Planung und Umsetzung organisatorischer Bedingungen. Die Einhaltung regulatorischer Vorgaben, eine durchdachte Angebotspalette und Preisgestaltung, eine professionelle Website, effektive Werbestrategien und starke Netzwerke sind essenziell, um langfristigen Erfolg und Kundenzufriedenheit zu gewährleisten.

GRÜNDUNGSCHECKLISTE

- Mach dir konkret Gedanken zu deiner Unternehmung (Positionierung/ Leistungskatalog/Preisgestaltung/etc.)
- Erstelle einen Businessplan und eine Umsatz-/Kostenplanung
- Kontaktiere das zuständige Finanzamt (Steuernummer)
- Tritt in Kontakt mit der IHK
- Informiere dich über notwendige Versicherungen
- Gestalte deine AGB/Verträge
- Plane und gestalte deinen Webauftritt (Website/Leistungskatalog/Kontaktformular)
- Plane und gestalte deinen Werbeauftritt
- Baue dir ein Netzwerk auf
- Bilde dich fortlaufend weiter

8

Schlafmythen

Schlafmythen und falsche Aussagen über den Schlaf spielen im Schlafcoaching eine entscheidende Rolle, da sie bei vielen Menschen das Verständnis und den Umgang mit dem Schlaf beeinflussen. Aus diesem Grund ist es als Schlafcoach wichtig, Fehlbehauptungen argumentativ richtig entgegentreten zu können, um darauf basierende Verhaltensweisen adäquat zu ändern (Schöbel und Wiater 2021).

Die 10 häufigsten Schlafmythen (und was die Wissenschaft wirklich dazu sagt)

Mythos 1: Man kann den Schlaf nachholen

Ein weitverbreiteter Glaube ist, dass man versäumten Schlaf durch späteres Ausschlafen kompensieren kann. Tatsächlich können kurzfristige Schlafdefizite durch längeres Schlafen ausgeglichen werden, doch dies stellt keine nachhaltige Lösung dar. Chronischer Schlafmangel hat kumulative negative Effekte auf die kognitive Leistung, das Immunsystem und die psychische Gesundheit. Studien zeigen, dass ein regelmäßiger Schlaf-Wach-Rhythmus essenziell ist, um die volle Erholung und Regeneration des Körpers zu gewährleisten.

Mythos 2: Der Mensch braucht immer 8 Stunden Schlaf

Die Empfehlung von 8 Stunden Schlaf basiert auf Durchschnittswerten. Tatsächlich variiert der individuelle Schlafbedarf stark und kann zwischen 6 und 9 Stunden liegen. Die optimale Schlafdauer hängt von verschiedenen

M. Dworak und A. Steiner, *Schlafcoaching*, https://doi.org/10.1007/978-3-662-70386-1_8

Faktoren ab, darunter genetische Disposition, Alter und Lebensstil. Wissen-schaftliche Studien belegen, dass sowohl zu wenig als auch zu viel Schlaf ge-sundheitsschädlich sein kann.

Mythos 3: Man sollte immer in 90-Minuten-Zyklen schlafen

Es wird häufig davon gesprochen, dass man sich bezüglich der Gesamt-schlafdauer an 90-Minuten-Zyklen orientieren soll, damit man nicht aus einer Tiefschlafphase geweckt wird und sich müde und abgeschlagen fühlt. Diese Sorge ist nur berechtigt, wenn der Schlaf besonders kurz ist. Schlafen wir mindestens 6 h pro Nacht, ist die Wahrscheinlichkeit in einer Tiefschlaf-phase geweckt zu werden, sehr gering, da in der 2. Nachhälfte der Tiefschlaf-anteil sehr gering ist. Demnach ist diese Sorge für einen Großteil der Men-schen unberechtigt.

Mythos 4: Blaues Licht stört den Schlaf

Es wird häufig diskutiert, welchen Effekt Blaulicht auf den Schlaf hat. In der Theorie scheint alles klar: Das blaue Licht unterdrückt die Bildung des Hor-mons Melatonin. Dieses reguliert den Tag-Nacht-Rhythmus und damit auch den Schlaf. Doch die aktuelle Studienlage liefert leider **widersprüchliche Ergebnisse** dazu, ob blaues Licht uns wachhält oder unseren Schlaf nega-tiv beeinflusst. Zudem ist auch nicht eindeutig bewiesen, dass Blaulichtfilter den Schlaf verbessern. Es gibt zudem auch immer mehr Hinweise, das Licht im Allgemeinen, abhängig von der Lichtintensität (Helligkeit), uns wachhal-ten kann oder unseren Schlaf stören kann.

Mythos 5: Der beste Schlaf ist vor Mitternacht

Es ist einer der bekanntesten Schlafmythen: Der Schlaf vor Mitternacht ist anscheinend der beste. Stimmt das wirklich?

Grundlegend kann man festhalten, dass die Tageszeit allein keinen signifi-kanten Effekt auf die Schlafqualität hat. Es spielt hierbei v. a. eine Kombina-tion aus der Schlafroutine (Regelmäßigkeit), zirkadiane Komponenten und Umgebungsbedingungen (Licht, Temperatur etc.) eine Rolle.

Der Schlafverlauf zeigt immer ein vergleichbares Muster. Zum Beginn der Schlafphase sind die Tiefschlafphasen dominanter, während in der 2. Schlaf-hälfte der REM-Schlafanteil steigt. Im Gegensatz zum Tiefschlaf ist der REM-Schlaf mit unserer „inneren Uhr" gekoppelt.

Es ist also prinzipiell egal, ob eine Person regelmäßig um 22.00 Uhr oder erst um 00.30 Uhr ins Bett geht. Wichtig für die Erholung ist, dass die Gesamtschlafdauer ausreichend lang ist und auch der Tiefschlafanteil ausreichend ausgeprägt ist. Gehen wir allerdings erst in den frühen Morgenstunden ins Bett, also dann, wenn es bald hell wird, ist der Anteil unseres Tiefschlafes z. T. deutlich reduziert.

Mythos 6: Bei Vollmond schläft man schlechter

Manche Menschen glauben daran, dass sie bei Vollmond schlechter schlafen. Wissenschaftlich konnte jedoch kein Zusammenhang zwischen dem Vollmond und einem schlechten Schlaf festgestellt werden. Zwar gibt es einzelne kleine Studien mit wenigen Teilnehmenden, die einen Zusammenhang fanden. Größere Studien mit mehr Teilnehmenden konnten diese Ergebnisse allerdings nicht bestätigen. Eine mögliche Erklärung für den schlechteren Schlaf bei Vollmond als in einer anderen Mondphase ist, dass uns das helle Licht bei Vollmond um den Schlaf bringen könnte. Da wir heutzutage aber das Mondlicht mithilfe von Vorhängen und Rollläden aussperren können, ist das kaum problematisch. Die Schlafstörungen bei Vollmond könnten aber auch psychologische Ursachen haben: Wenn man befürchtet, dass wir bei Vollmond schlecht schlafen, könnten uns diese Sorgen unterbewusst tatsächlich den Schlaf rauben.

Mythos 7: Alkohol hilft beim Einschlafen

Obwohl Alkohol zunächst beruhigend wirken und das Einschlafen erleichtern kann, verschlechtert er die Schlafqualität erheblich. Alkohol reduziert die REM-Schlafphasen, die für die geistige Erholung wichtig sind, und führt zu häufigen nächtlichen Wachphasen. Langfristig stört er die natürliche Schlafarchitektur und kann zu schweren Schlafstörungen führen.

Mythos 8: Ältere Menschen brauchen weniger Schlaf

Es wird oft angenommen, dass ältere Menschen weniger Schlaf benötigen. Tatsächlich verändert sich der Schlaf im Alter: Er wird leichter und fragmentierter. Der Bedarf an Schlaf bleibt jedoch ähnlich wie in jüngeren Jahren. Altersbedingte Veränderungen im Schlafmuster führen oft zu vermehrten Tagesschläfchen, die den Nachtschlaf beeinträchtigen können. Dennoch sollte auf einen guten und ausreichenden Schlaf auch im Alter geachtet werden, da dieser eine wichtige Rolle in der Gesundheit einnimmt.

Mythos 9: Schnarchen ist harmlos

Schnarchen wird oft als lästige, aber harmlose Angewohnheit betrachtet. Jedoch kann es ein Symptom für Schlafapnoe sein, eine ernsthafte Schlafstörung, bei der es zu wiederholten Atemaussetzern kommt. Diese führen zu Sauerstoffmangel im Körper und erhöhen das Risiko für Herz-Kreislauf-Erkrankungen, Bluthochdruck und andere gesundheitliche Probleme. Eine ärztliche Abklärung bei starkem Schnarchen ist daher ratsam.

Mythos 10: Sport am Abend verschlechtert den Schlaf

Es wird oft behauptet, dass Sport kurz vor dem Schlafengehen den Schlaf stört. Während intensives Training tatsächlich zu einer erhöhten Körpertemperatur und Wachheit führen kann, hat moderate körperliche Aktivität am Abend keinen negativen Einfluss auf den Schlaf. Im Gegenteil, regelmäßige Bewegung kann die Schlafqualität insgesamt verbessern. Zudem hängt es stark von den individuellen Gewohnheiten ab, wie unser Körper auf die Belastung reagiert. Demnach kann man hinsichtlich des Effektes von Sport auf den Schlaf keine verallgemeinernde Aussage treffen.

Diese Mythen sind oft tief in unserer Kultur verankert und werden häufig ungeprüft weitergegeben. Ein besseres Verständnis der wissenschaftlichen Erkenntnisse zum Schlaf kann helfen, die eigene Schlafhygiene zu verbessern und somit die allgemeine Gesundheit und das Wohlbefinden zu fördern. Demnach sollte auch im Rahmen eines ganzheitlichen Schlafcoachings über die Mythen aufgeklärt werden. Dies kann man z. B. auch schön in einem Quiz mit den Klienten machen, um eine animierende und unterhaltende Atmosphäre zu schaffen.